はじめに

　原稿を書くという作業は、相当なエネルギーを必要とします。企画の段階では、「こんな内容を書こう」というふわっとしたイメージはありますし、本書で書いた内容はこれまでに研修などでも話してきたことですが、話し言葉を補うスライドを作成するのと、書籍となる原稿を書くのとでは、大きく異なります。

　パソコンに向かい、言葉を連ねて頭の中のイメージを文章化する「言語化」の作業は、かなりの集中力と根気が必要となります。ある程度書いては読み返し、修正し、何日か寝かせて、また読み返し、加筆や修正を重ねていきます。何ページも書き進められる日があるかと思えば、数行で詰まってしまい、何日も気に入った文章が書けないこともあります。執筆中は、常に書籍のことが頭から離れません（私だけかもしれないけれど……）。

　このような作業を進めていく途上で、プライベートで執筆を進められない事態が起きました。2023年3月の、父の急な病気入院です。高齢の母は認知機能の低下が進む中、3月末には父の在宅療養が始まりました。まずは、両親と私の生活を整えること、大学での役割を果たすことを優先に生活しなければならなくなりました。

　家庭内でのタスクが必然的に増えたので、仕事・趣味・家事のそれぞれの時間配分について、優先することを考えつつ組み立てる必要が出てきました。私は、物事を考える際に「みんなが幸せなこと・何も諦めないこと」を前提にします。時間内に集中して大学の仕事を行う、自宅外で行っていたこと（バレエのレッスン、ショッピング、美容室など）は自宅近くに変える、買い物は通販に切り替えるなど、自らの意思で生活を徹底的に見直して、やりたいことをすべて諦めずに、楽しみながら生活ができるようになったのが、5月でした。

　締め切りがとっくに過ぎて、見通しがつかないことに焦る編集者の気持ち

を気にしつつ、ゴールデンウイークに冷水育先生の手も借りて第3章を書いたのですが、それからしばらく、大学の授業のために手をつけられない日々が続きました。執筆の時間を生み出せるようになったのは、大学の前期授業を終えてからでした。

そこから、がーっと一気に書き上げるつもりが、文章に関連してさまざまなことが気になり、関連する書物を読みふけったり、絵本を探したりで、思った以上に時間がかかりました。それでも、これらは私に「新たな師との出会い」と「恩師たちとの再会」をもたらしてくれたとともに、執筆に力を与えてくれたと感じています。

「新たな師」というのは、溝上慎一先生です。溝上先生のご著書はアクティブラーニング関連ですでに何冊か読んでいたのですが、2023年夏に行われた日本看護学教育学会第33回学術集会において、溝上先生が特別講演の講師を務められ、私は僭越ながら座長を担当させていただきましたので、座長の準備をしようと、執筆を小休止して、最新の先生のご著書を手に取ったのです。

溝上先生の書籍は、私に、大学生・大学院生時代の恩師、福沢周亮先生との学びを鮮明に思い出させてくれるものでした。福沢先生から学んだ心理学や一般意味論を思い出し、院生のときに何度も読んだ井上尚美先生、鈴木宏昭先生、S.I. ハヤカワ先生の書籍や、学位をとった私に福沢先生がメッセージを書き込んでくださったご著書、ゼミでのノートなどを取り出して、当時を回想しました。

すると、今まで学んできたことが看護と結びつき、停滞していた執筆が動き出したのです。これは、まさしく、福沢先生をはじめとする先生方との紙上での再会で力を得たとしか言いようがありません。このような先生方との出会いによって夏に再開した私の執筆は、秋を待たずに終えることができました。

ちなみに、大学院の研究で扱った絵本も原稿に花を添えてくれました。私は、今では医療界のシミュレーション教育を専門としていますので、絵本か

らはずいぶん離れてしまいましたが、今回の執筆で再度絵本を読み返し、そこに出てくる言葉の素晴らしさを感じています。本書に登場する絵本たちはどれも、前を向くパワーを与えてくれます。機会があれば手に取っていただけると幸いです。

　さて、本書は、現場で新人看護師や後輩たちを指導される方々のために書きました。『新人・学生の思考力を伸ばす指導』『臨床実践と看護理論をつなぐ指導』(いずれも日本看護協会出版会刊)の続編となります。

　第1章では、看護実践力について、看護実践を支えているのは看護過程の「情報収集・アセスメント」であることを前提として、話を進めています。そして、看護の対象である「人」をどのようにとらえるのかという基本に立ち返り、改めて人のとらえ方をみなさんが学べるように、新人・後輩たちと共有できる図や様式を紹介しています。

　第2章では、これまで指導的立場にある方々から受けた、たくさんの相談や質問を踏まえて、「指導の心得：7か条」を提示しました。そして、「思考」とは何かを掘り下げて説明しています。

　第3章では、3人の患者が登場します。ケアにあたる新人・後輩と指導者らのやりとりから、「実践型看護過程」の各フェーズでの指導方法を具体的に例示します。

　第4章では、私が考える、アセスメントが苦手な3つのタイプを紹介しています。実際に対象の情報を収集しアセスメントするには、広範囲にわたる深い知識や、専門的な概念・メタ認知などさまざまな思考が必要であり、実践の要となるアセスメントでは、正確に言語化することは意外に難しいことを説明しています。

　また、先人たちの言葉をたくさん引用しているので、きっと「看護の大切さ」「看護のすばらしさ」を感じてもらえると思います。

　本書が、みなさまの指導と看護実践に少しでもお役に立てることを願っています。

2023年10月　阿部幸恵

目　次

第 1 章

看護師が行う情報収集とアセスメント

病棟や外来で、一人で動ける力が「看護実践力」なのか？

1）「看護実践力」とは何か？

　「今の若い人は実践力に欠ける」「新人看護師の実践力を育てるのは難しい」「指導者が想像しないようなインシデントが発生している」などの、指導者たちの言葉を聞くことがあります。さて、本書では「看護実践力とは何か？」について共通理解することから始めましょう。

　「看護実践力」と似た言葉で、「臨床実践能力」「看護実践能力」などがありますが、ここではすべて、同じだと考えます。日本看護科学学会では、「看護実践」について次のように説明しています。

看護実践　nursing practice

　看護実践とは、看護職が看護を必要とする人々に働きかける行為であり、看護職の活動の主要な部分をなすものとして位置づけられる。その内容としては、<u>看護の対象となる個人や家族、集団、地域社会を身体的、精神的、認知的、社会的側面から援助する</u>ことである。それには、看護を必要とする人々を<u>継続的に観察・判断して、問題を予知し、モニタリングする側面</u>や、緊急事態に対して効果的な対応を行う<u>危機対応の側面</u>、医師の指示に基づいて<u>医療行為を行い、その反応を観察していくための看護的判断</u>といった側面などがある。（下線は筆者による）

（日本看護科学学会. 看護学学術用語検討委員会. n.d. JANSpedia—看護学を構成する重要な用語集—.
看護実践. https://scientific-nursing-terminology.org/terms/nursing-practice/
（2023 年 10 月 10 日閲覧））

　また、看護実践能力の構成要素について、「手技的スキル」「状況判断スキル」「対人関係スキル」「役割遂行スキル」「自律的スキル」「課題解決スキル」の6つを抽出した論文もあります[1]。

　看護実践力の定義や概念は研究者によってさまざまですが、本書では、日本看護科学学会の示す「看護実践」を遂行する能力、と考えます。つまり、「**看護の対象となる個人や家族、集団、地域社会を身体的、精神的、認知的、社会的側面から援助する能力**」です。そして、**観察・判断により問題を予知してモニタリングし、危機対応や医療行為の反応を観察し看護的判断を行うこと**が求められるということです。

2)「ひとり立ち」と「看護実践力」

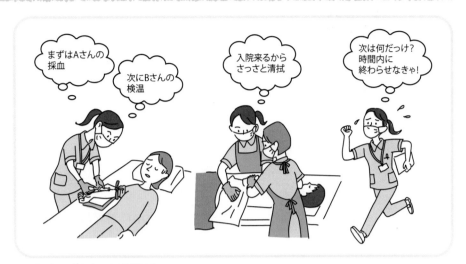

>> 「ひとり立ち」した看護師？

　イラストのように、先輩のフォローがなくとも、ひとりで日々の業務ができることを、多くの場合「ひとり立ち」と表現しますね。しかし、**「業務ができるひとり立ち」イコール「実践力がついた」ではない**ことを、はじめにしっかりとお伝えしておきたいと思います。

　「対象が受ける治療について、指示された診療の補助を行う」「電子カルテに記録しなければならない項目を埋めるために、バイタルサインを測定する」「本日予定されているケアを、前勤務者と同じように行う」というように、予定されていたことを、任された勤務時間内にそつなくやり遂げる人が実践力のある人ではないのです。

　前述した「観察・判断により問題を予知してモニタリングし、危機対応や医療行為の反応を観察し看護的判断を行う」には、**看護師としての思考過程を経る**ことが不可欠です。これらをすべて実践できて、はじめて「実践力がある」となるのです。

　本書では、対象に技術を提供する能力ではなく、技術提供を支える土台、つまり、看護師が専門職としての実践力を発揮する部分である**「看護師の思考過程」**に着目します。特に看護師の**「情報収集とアセスメント」**を中心に、一緒に考えていきましょう。

引用文献

1) 井本英津子：看護師の看護実践能力に関するスコーピングレビュー. 日看管会誌. 2022；26（1）：32-43.

2 看護師の思考過程：思考の両輪

1）看護師の思考過程を育てる

　看護師の思考過程とはどのようなものでしょうか。私は、学生や後輩たちを育てていく際に、**最も重要で難しいのが「看護師の思考過程を育てる」こと**だと思っています。みなさんはどうでしょう？

　病棟に配属された新人看護師たちに、「看護師の思考過程」をどのように教え、育てていますか？　看護師は対象を前にして、どのように思考すればよいのでしょうか？　新人看護師が病棟で患者を担当するときの指導では、「何をどのように観察するか？」「どのような援助を、どのように、いつ提供するか？」という OP（観察計画）・TP（ケアの計画）・EP（指導／教育計画）のみに焦点を当てた指導になっていませんか？　あるいは、病棟でのルーチン作業の手順などを中心に指導していませんか？

　それでは、病棟での「作業」はできるようになっても、看護師としての思考過程は育ちません。

2）看護過程は連なっている

　さて、看護過程とは、どのようなものでしょうか。それは、**対象の健康状態や環境などについて情報収集を行い、アセスメントし、問題を明確化（または看護診断）して、優先順位をつける**ことです。そして、問題ごとに**看護計画を立案し、実践し、評価する**ことです。この一連のプロセス、つまり「看護過程」を実践するために必要となるのが、「看護師の思考過程」です。

　看護過程は一連ですから、最初の情報収集から評価までが連なっています。実践したことだけを評価するような指導では、情報収集から評価までの一連の思考過程が身につきません。それらをどのように育てるかは、第2章以降で詳しく学んでいきますので、ここでは、看護師の思考過程について押さえておきましょう。

3）問題解決型思考と目標志向型思考

（1）看護師は対象の看護問題を探したくなる

　看護師の思考過程は「問題解決型思考」だと考えている方は多いのではないでしょうか。私も学生時代から、そのように教わってきました。一連の看護過程の中に「問題の明確化」があるように、対象の健康上の問題を明らかにして、その対策を立てていくというものです。

　そして、私も学生に対して「看護問題は何？」と問いかけることが多くあります。こう考えると、看護師の思考過程は、やはり問題解決型思考のように思えます。しかし、それだけでよいのでしょうか？

　下に示したのは、第106回看護師国家試験の問題です。ここには「目標志向型思考」という言葉が出てきます。さあ、答えはどれでしょう？　みなさんも解いてみてください。

第106回看護師国家試験　午前54問
高齢者の看護において目標志向型思考を重視する理由で最も適切なのはどれか。
1. 疾患の治癒促進
2. 老化現象の進行の抑制
3. 病態の関連図の作成の効率化
4. 生活全体を豊かにするケアの実践

　正答は後で示すとして、みなさんに考えてもらいたいのは、看護師の思考過程は、問題解決型思考だけではないということです。

　現在、多くの看護師が医療機関で勤務しています。医療機関を利用する人は、何らかの健康上の問題を抱えていますから、そこでは「問題解決型思考」でよいように思えます。しかし、この思考だけで対象をとらえようとすると、問題一つひとつを解決するためのアプローチが中心になりますし、「情報収集」においても、対象の問題につながる情報にのみ、意識が集中してしまいます。

（2）問題が解決した後

　たとえば、術後合併症を起こした患者をイメージしてください。問題は合併症ですね。「問題解決型思考」では、合併症が解決してしまうと、次にどこに向かってアプローチしてよいのかわからなくなります。

　糖尿病の血糖コントロールが乱れて入院した患者の問題は、「血糖の乱れ」ですね。インスリンの量をコントロールして、患者自身でインスリン注射ができるようになり、血糖が安定したら、問題解決です。その後、看護はどこ

に向かって、どのように対象の方とかかわればよいのでしょうか。

　この2つの例では、問題となる「合併症」や「糖尿病の状態」「血糖」に関する情報にとらわれて、目の前の問題を解決することに意識が集中しがちです。そして、問題が小さくなっていき、解決されると、「特に問題のない患者」という扱いになってしまうのです。

（3）看護の対象にどうかかわるのか

　私たち看護師は、明らかな健康上の問題がある方だけを対象としているわけではありません。問題がない方や、問題があっても、すぐにはそれを解決できない方を含め、あらゆる健康レベルのあらゆる年代の方を対象としています。問題を解決できない場合とは、たとえば、加齢でさまざまな健康上の問題が生じている方、障害のある方、慢性疾患の方などです。

　日本看護科学学会が示す「看護」の定義を下に示します。後輩たちの看護実践力を伸ばす方法を考える前に、まずは私たちが、「看護とは何か」に立ち返りたいと思います。

看護　nursing

　看護とは、個人、家族、集団、地域を対象として、その人々が本来もつ自然治癒力（健全さ、力）を発揮しやすいように環境を整え、健康の保持・増進、健康の回復、苦痛の緩和を図り、生涯を通してその人らしく生を全うすることができることを目的として、専門的知識・技術を用いて身体的・精神的・社会的に支援する働きである。看護のルーツは家庭や近隣における乳幼児、傷病者、高齢者の世話、つまり人々の生活におけるケアという営みにあり、フローレンス・ナイチンゲール（Florence Nightingale）により近代職業の礎が築かれ、専門職へと発展してきた。日本では、1948年に保健師助産師看護師法が制定され、職業実践としての看護の定義、免許資格や業務が定められており、法的には同法に則り免許交付を受けた看護職が保健医療福祉の様々な場で行う実践ということになる。

　医療の発展や社会の変化により看護の役割機能は拡大してきたが、その本質がケアにあることは変わらない。すなわち、看護の特質は看護の対象である人々の身近にあり、関心を寄せ関わることにより、苦痛や苦悩に気づき、人々の尊厳を守る人間的な配慮を行うことである。

　その人を尊厳を守り、その人らしく生きていくことを支えるという看護の価値は、人間性を重視する社会になくてはならない価値であり、社会の基盤を支える価値である。（下線は筆者による）

（日本看護科学学会. 看護学学術用語検討委員会. n.d. JANSpedia―看護学を構成する重要な用語集―.
　　看護. https://scientific-nursing-terminology.org/terms/nursing/（2023年10月10日閲覧））

（4）看護の価値は「その人らしさ」を支えること

　前出の定義にあるように、「看護」は、生涯を通してその人らしく生を全うできるよう支援することを目的としています。また、「看護の特質」は、看護

の対象である人々の身近にあり、関心を寄せてかかわることにより、苦痛や苦悩に気づき、人々の尊厳を守る人間的な配慮を行うことです。さらに、**「看護の価値」は、その人らしく生きていくことを支えること**です。

その人の抱える問題を解決するというのは、看護の目的を達成するための手段でしかありません。常に、**問題解決型思考と目標志向型思考の両輪で考えることが必要**となってきます。「その人の生活をどのように支えるのか」という視点で目標を立てると、個別性のある看護につながります。なぜなら、いま現れている問題は同じでも、対象それぞれで、それまでの暮らし方や、これから先どのように暮らしていくのかは異なるからです。

つまり、問題解決型思考だけで対象をとらえると「木を見て森を見ず」になるということです。看護師は、問題があった場合に、問題の解決だけでなく、その人の生活や暮らしを支える目標を常に念頭におき、看護の本質を見失わないことが重要です。

前出の例で考えると、血糖コントロールが不安定な患者が入院した時点で、「退院時にどのような姿になっていると、退院後、**その人が豊かに生きていけるだろうか**」という視点で**目標を立て**、チームで共有し、目標に向かって歩むのです。このように目標志向型思考を使えば、問題を明確化するための情報ではなく、**その人を知るための情報**を集めるようになると思うのです。

薄井は、退院1年後にある患者から届いた手紙を読み、次のように述べています。「患者さんの頭のなかに目標があったから上手に生活できたんだな、と患者自身の頭のなかに目標をつくっていくことが、看護の一番大切なことだと教えられました」[1]。

入院中の看護問題を解決する目標だけにとらわれるのではなく、対象となる方が生きていく、退院後も生活していくうえでの目標を、一緒に見つめら

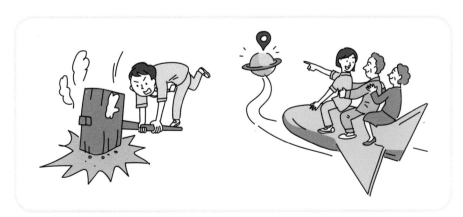

>> どちらの看護師になりたいですか？

れる看護師になりたいものです。

　最後に、p.5でご紹介した国家試験問題の解答を確認しておきましょう。正答は「4．生活全体を豊かにするケアの実践」です。高齢者は、さまざまな健康上の問題を抱えているケースが多くあります。一つひとつの問題を解決することではなく、「高齢者（その人）の生活を豊かにする」を目標としてケアを提供することが重要なので、「4」が最も適切な答えとなります。

引用文献

1）薄井坦子：何がなぜ看護の情報なのか．日本看護協会出版会；1992．p.105．

3 対象をとらえる「3つの視点」

1）退院サマリーから学ぶ

　これは、ある架空の高齢者の退院サマリーです。サマリー勉強会で取り上げたものから、共通する内容をもとに作成しました。

> 〈**患者**〉山田陽介　90 歳　男性
> 〈**病名**〉間質性肺炎　入院期間 20 日間
> 〈**既往歴**〉脊柱管狭窄症、前立腺がん、多発性筋痛症
> 〈**キーパーソン**〉娘
> 〈**日常生活**〉食事：一部介助、飲水可／排泄：一部介助、最終排便は退院前日／移乗：一部介助、車いす／清潔：全介助、清拭、陰部洗浄／更衣：一部介助／服薬：一部介助／医療処置：なし
> 〈**入院までの経過**〉入院数日前から感冒様症状あり。入院当日は、両下肢に力が入らず立位困難になり、救急車要請。救急隊到着時 SpO$_2$ 70％、冷や汗あり、不整脈あり。救急隊が酸素投与を開始し搬送
> 〈**入院後の経過**〉入院初日、上記診断で集中治療室に入室する。膀胱留置カテーテルを挿入し、酸素 5 L 使用開始。ソル・メドロール、抗生剤開始／入院 3 日目に一般病棟に転床。安静度はベッド上、自分で体位変換は可能。理解力良好でせん妄出現せず。酸素は少しずつ減量／入院 8 日目から食事開始となる／その後も状態安定しており入院 10 日目にはリハビリ開始、ステロイドを内服に切り替え、抗生剤も中止となった／入院 17 日目には、膀胱留置カテーテルを抜去し歩行開始／ステロイド減量後も問題ないため入院 20 日目で自宅退院となる
> 〈**看護計画**〉#1 転倒・転落リスク状態／現在安静度はベッド上フリー、危険な行動はない。しかし、安全・防御の視点より転倒や転落が発生しやすく、身体的危害を引き起こし、健康を損なうおそれのある状態であるため、離床センサーの使用など看護介入を開始。リハビリ開始後は、トイレ歩行を看護師付き添いで実施。転倒・転落なく経過し介入は有効であった。退院となり計画終結

　これを読んで、山田陽介さんをイメージできましたか？　次に山田さんのケアを引き継ぐ看護師は、サマリーに書かれている内容から、何を目標に支援していけばよいのでしょうか？　目標達成のために現段階で問題となっていることは、「転倒・転落リスク状態」だけでしょうか？　そもそも、サマリーが書かれた時点での、看護師のアセスメントはどの部分でしょうか？

　読者のみなさんの多くは、後輩の作成した退院サマリーを指導する立場にあると思いますが、このサマリーをさらによくするには、どのように指導さ

れますか？

　第4章でもお伝えしますが、**サマリーの指導はまさに思考過程の強化につながります。**ぜひ、サマリー勉強会を開いてみてください。

2）看護に必要な情報を得るための「3つの視点」

　私は、看護師は「3つの視点」をもたなければならないと考えています。3つの視点とは、**対象を知るための「虫の目」「鳥の目」「魚の目」**です。

　私たちは、対象に問題があれば、その問題に関してあらゆる側面から、専門的知識を使って情報を収集します。これが「虫の目」。また、対象となる人の全体像を俯瞰するのが「鳥の目」。そして、対象となる人が過去から現在までどのように生きてきたのか、そして将来どのような変化の中で生きて暮らしていくのかという流れをつかむのが「魚の目」です。

　さて、山田陽介さんは、退院して自宅に戻られました。自宅では訪問診療をしてくれる医師、訪問看護師、ケアマネジャーが支援に入りました。訪問診療医は、病院の医師からのサマリーを見て「間質性肺炎が悪化せずステロイドを減量できる」と目標を立てました。一方、看護の目標は「目標1：高齢で間質性肺炎を抱えながらの生活上の注意点を理解して、入院前と同じ生活ができる」「目標2：脊柱管狭窄症の術後のリハビリによって回復過程にあった筋力を、入院前の状態まで取り戻せる」「目標3：前立腺がん・多発性筋痛症について現在の状態を維持できる」でした。そして介護の目標は、「山田さんが入院前の生活ができるようになる」という、生活の部分を中心にしたものでした。

　実は、退院後にケアする訪問看護師が自宅での療養上の目標を立てる際に、退院サマリーはあまり役に立ちませんでした。看護師は、必要な情報の多くを山田さん本人と家族から収集し、ケアマネジャーも交えて、一緒に目標と計画を立てました。

　では、山田陽介さんについて、「3つの視点」で情報をとらえてみましょう。

（1）虫の目

　「虫の目」は、健康上の問題をあらゆる視点で詳細に見ること、つまり、問題に関する詳細な情報収集をすることです。山田さんの問題を詳細にとらえるために必要な情報は何でしょう？　少なくとも以下のような情報が必要となります。

○安静時と労作時のバイタルサイン
・労作時とは、山田さんが退院後にできる最大限の活動時と、食事・更衣・清潔ケア時などの生活上での活動時のこと
・特に、呼吸数やSpO₂の変化、呼吸困難感の自覚、他覚的な呼吸状況（呼吸の型・補助呼吸筋の使用の有無、副雑音の有無、痰や咳の状況）
○胸部レントゲンの最終結果
○WBC、CRP、LDH、ACE、K-6、SP-Dなど、間質性肺炎に関する血液データ
○多発性筋痛症の経過：痛みの有無、ステロイドの量
○前立腺がんの経過：PSA値の経過
○栄養状態：食種とそのカロリー、摂取状況、水分量、体重（入院時と退院時）、TP、Alb
○薬剤の影響：ステロイド剤や抗生剤の副作用の有無、血糖値の推移、皮膚の状態、肝機能・腎機能状態、退院時のステロイド内服量と減量計画

　退院サマリーには書かれていない部分も多々あるので、追加の情報収集を行ったとして、「虫の目」で収集した情報でアセスメントをまとめてみます。

・「ステロイド剤減量にて内服中（10 mg/day）」であることから、呼吸状態の継続的な観察が必要
・呼吸器感染を中心として、感染を起こさないための感染予防策を本人と家族が徹底できるような支援が必要
・ステロイドの副作用に対する継続的な観察が必要
・多発性筋痛症の症状については、環境の変化も踏まえて再燃を視野に入れた観察が必要
・体重が入院前と比べて8 kg減っていることから、栄養状態改善に向けた支援が必要

　このようにアセスメントすると、看護診断は「呼吸に関するもの」「他の疾患の症状出現の可能性に関するもの」「易感染状態であること」「栄養状態に関するもの」が挙がるように思いますが、みなさんはいかがでしょうか？

（2）鳥の目

　「鳥の目」は、対象を全人的に見る目です。山田さんの「部分」（健康上の問題）ではなく、「全体」を見てみましょう。ケアマネジャーが、山田さんについて教えてくれた内容を紹介します。

私は、山田さん夫妻のケアマネジャーをしています。山田さんは、3歳年下の奥さんと、娘さんと一軒家に暮らしています。お孫さんが自宅から30分くらいのところに独立して住んでいます。何かあればすぐに来てくれるようです。すでに社会人で、介護福祉士をしています。奥さんはアルツハイマー型認知症なので、娘さん（孫の母親）と協力して介護されていました。娘さんは会社員です。

　山田さんは、昨年秋に脊柱管狭窄症の手術をされました。それまでは、痛みとしびれのために車いすで移動しなければならない状態でしたが、手術後は、痛みはなくなり経過は順調でした。自分で決めたリハビリ計画を着実に遂行する、まじめで前向きな、生きることに意欲的な方です。

　若い頃から体を鍛えることには熱心だったようですし、かつて大学の職員だったこともあり、とてもまじめです。整形のリハビリも順調に進み、他の病気も安定していましたので、今回の急な入院には、驚いています。

　1日の生活は、とても規則的です。朝は7時前には起きて、21～22時には、自室のベッドで就寝されます。午前中に決められたリハビリを行い、新聞に目を通して、テレビを観て過ごされます。スポーツ鑑賞もお好きなようです。午後には、自宅周辺を10分程度、杖なしで散歩できるまでになっていました。

　ご家族3人で夕飯をとられます。日本酒で晩酌をして、その日にあったことなどを話す団らんをもたれていたようです。食事は和食が多く、術後は娘さんが主に作っていらしたようですが、体調によってご自身も作られます。好き嫌いはないようです。和菓子など甘いものもフルーツもお好きです。

　買い物は、自転車や自動車を使って積極的に行かれていました。炊事・洗濯・掃除などは、娘さんと協力して行っていました。

　洋服の手入れなども自分でされます。もちろん、何を着るのかもご自分で選ばれます。洗面・食事・更衣・清潔・排泄などはすべて自立されていました。脊柱管狭窄症の手術後でしたので、転倒にだけはご本人も気をつけていて、必要なときには杖も使われていましたし、自宅は2階建てですが、廊下と階段、浴室・トイレには手すりを付けています。入院前は、2階の自室まで、階段を使って自力で上がっていました。

　趣味は、新聞を読んだり、テレビを観たり、庭で野菜を作ったり、植物を育てたりすることです。

　昨年秋に引き取った保護犬をとてもかわいがって、お孫さんの来訪も楽しみにしているようです。とにかく家族と過ごされることが一番の方ですね。

　そのほか、入浴などは週2～3回シャワーだけであったり、お風呂を沸かしたりしていたようです。排泄については、特に問題は聞いていませんが、術後は、便秘が解消したようなことをおっしゃっていました。

どうですか？　山田さんの人となりが少しは伝わってきたでしょうか？

　ケアマネジャーからの情報を元に、「生活」という視点でアセスメントしてみると、以下のようになるのではないでしょうか？

・退院時は、段差のない廊下を付き添いありでトイレまで歩行していたため、段差がなく、浴室やトイレに転倒の危険なく行けるような環境整備が必要

・日常生活全般については、安全を考慮して見守りや一部介助が必要

・特に食事については、痩せて合わなくなった義歯の調節や、誤嚥に留意した支援が必要

・退院前に自力でできたことが、できなくなったことに対する焦りや不安もあることが予測される。生きること、生活することを前向きにとらえるような精神的な支援が必要

・家族の、介護に対する疲労や不安に対する支援が必要

このようにアセスメントすると、セルフケアや精神的な不安、家族の介護に関する看護診断が挙がると考えられます。

（3）魚の目

最後に「魚の目」で考えてみましょう。**「魚の目」は、時の流れをつかむための視点**です。山田さんはどのように生きてきて、そして、これからどのように生きていくのでしょうか。

山田さんは、体を鍛えることが大好きで、若い頃は救助隊に所属し、大学職員などの仕事に就かれていました。健康には人一倍自信があったようです。年齢を重ねて、前立腺がん、多発性筋痛症、脊柱管狭窄症などの疾患を経験されていますが、疾患の経験も前向きにとらえて生活をしてきた方です。

奥様のアルツハイマー型認知症も受け入れて、娘さんとお孫さんと協力しながら介護されてきました。そのような方が今回、思いもよらない「間質性肺炎」で命を落としかけたのです。これからどのような未来を考えればよいのか、アセスメントしてみます。

・90歳、人生のまとめが課題である

・間質性肺炎も改善に向かい、自宅での療養が始まったことで、新たな疾患への不安と生きていることへの喜び、これからの介護にかかわる家族への負担に漠然とした不安があると予測できる

・退院前の自立した生活に戻り、幸せを感じられるような生活上の支援と、人生のまとめが自らできるような支援、家族との楽しい時間がもてるような支援が必要となる

3）生活にフォーカスを当てるのが看護師

以上、3つの視点で、山田さんの支援に必要な情報を挙げて、アセスメントしてみました。もう一度、p.9のサマリーを見てください。もう、おわかりですね。看護師として必要な情報が完全に不足しています。サマリーにはアセスメントの記載がありませんが、おそらく、等身大の山田さんをとらえたアセスメントには達していないと推察します。看護診断が「転倒・転落リスク」

だけということはないはずです。

　サマリーには「計画終結」とありますが、転倒・転落リスクは自宅に帰って
から気をつけるべき事項であり、終結ではありません。次に看護を担う方へ
引き継いでいくものなのです。看護職が引き継がない場合であっても、介護
職や家族の方が、また自宅でひとり過ごす方には、その人自身が継続して自
らを管理できるような支援を、退院時に行わなければなりません。**退院して
も、対象となる方の命と人生は過去から未来へと続き、時は流れているのです。**
時の流れとともに生きて、生活していく方なのだということを忘れてはいけ
ません。

　こうした「生活」に看護師がフォーカスしなければ、誰が支援するのです
か？　看護師として思考するということは、対象となる方を3つの視点でと
らえるということです。**人が生きて暮らすという「生活」を支えるために、思
考して、判断して、看護を提供することこそ、看護実践力なのです。**

＊

　日本は少子高齢化が進み、2025年問題は目の前です。2025年以降の日本
の医療や福祉の様相を考えれば、どのような看護師が求められるのかは明確
です。医療機関で働く看護師の数は縮小され、地域で役割を果たす看護師が
増えていきます。そのとき、医療機関にいる患者が抱える問題だけを見る、
それに関連した情報だけに着目するような「人」のとらえ方をしていては、看
護師としての思考過程は強化されず、看護の目的は果たせないことになりま
す。

　指導的役割を担うみなさんには、そのことを考えて、自らも看護の目的を
見失わず、看護師としての思考を意識していただきたいと思います。

ナイチンゲールが危惧したこと

　ナイチンゲールは、看護師が陥りやすい危険な状態について、著書の中で以下の6点を挙げています[1]。この危険性は、今の時代に生きる私たち看護師にとっても、戒めだと感じています。すでに読まれた方も、再度ひもといていただけると、新たな気づきがあるでしょう。私の考えも交えながら紹介します。

❶当世の流行としての看護とその結果としての熱意の欠如

❷単に金銭目当てになること

❸看護を天職ではなく、単にひとつの職業としてとらえること

　現代に当てはめてみると、「資格を取得したら安定するから」と保護者や周囲の大人たちの勧めで看護の道に進む学生がいませんか？　看護師になっても単に職業であるとしか感じられず、できれば給料が高く、楽に仕事をしたいと職場を転々とする看護師の群れが増えてきてはいませんか？　給料と仕事量のみを重視して辞めていく看護師や、退職代行業者を使った突然の退職も増えてきています。

　ナイチンゲールは❸の説明で次のように述べています。「看護師をどのように養成し、管理するかが重視されなければなりません。そのためにほとんど新たな出発点をつくらなければならないと言っていいほどです。そうしなければ、看護は天職としての誇りをもつことをやめてしまうかもしれません。数年のあいだ興味深い職業につき、できるだけ最小限の仕事をして、できるだけ楽しむ。そんな自由な人生を送るという風潮があるのは、看護に危険が差し迫っていることを意味しているのかもしれません」[2]

　いかがですか？　私には、ナイチンゲールの言葉が胸に深く刺さります。

❹看護は書物と講義と試験で学べると考えてしまう危険性

　社会の求めに応じて、または実践力をつけたい一心で、研修を際限なく増やして、講義中心の研修をすることが目的となっていませんか？　研修と実践は結びついていますか？　次頁のイラストは、増え続ける研修に押しつぶされそうな研修担当の看護師と、たくさんの研修で学んだことが活かされない現場、そして、インシデントの増加でさらに研修が追加されるという悪循環を表しています。

　ベッドサイドでのかかわりから、伝えられることがたくさんあるのではないでしょうか？　研修については整理が必要だと思っています。ナイチンゲールは、次のようにも書いています。「高い意識を維持しながら「それこそが自分の天職であり、自分はそのために選ばれたのだという事実を確かなものにする」ためには、どうすればいいのでしょうか。目的と行動を共有する人たちと良い仕事をしていれば、そこには自然に共感（団結心）という絆が生まれます。それを、さらに醸成していくのです」[3]

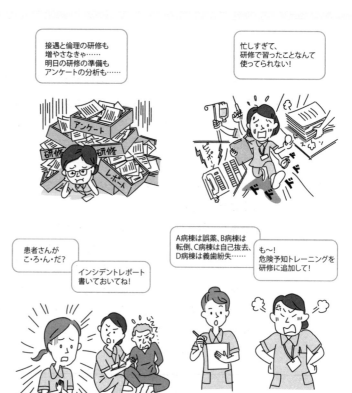

　私は研修の講師を担当することが多いのですが、やはり大切なのは「患者から看護の力を感じることのできる現場」であること、スタッフ一人ひとりが「知的関心と患者への関心をもち、業務ではなく、看護をする人たち」がいる現場であることです。そのような現場は、研修と比べてはるかに看護師の思考と実践力を育む力をもっていると思うのです。

❺健全な病院組織としての必須条件、特に看護師の行為や規律を監督する女性リーダー（看護部長）の職責に不可欠な条件などを考慮することなく、一定のベッド数さえ有していればどんな病院でも看護師を訓練する場所となり得ると考えること

❻進歩するのではなく、古い型にはめ込んでしまう差し迫った問題。「どんなシステムでも、進歩のないものは、長続きをした試しがない」

　❺と❻は、現代社会でも差し迫った危険性だと思っています。どのような能力がある人が管理的な役割をとるか、今の時代や社会を見すえて考えること、そして、そのような能力のある人を育てる仕組みを見直す必要があると思いませんか？

引用文献

1）フローレンス・ナイチンゲール著，早野 ZITO 真佐子訳：ナイチンゲールと「三重の関心」—病をいやす看護，健康をまもる看護．日本看護協会出版会；2020．p.29-41.
2）前掲1）．p.33-34.
3）前掲1）．p.30-31.

対象である「人」の多様な側面

4

　前節では、「看護師が対象をとらえるには、どのような視点が必要か」ということから、「3つの視点」について考えました。ここでは、「対象である『人』にはどのような側面があるのか」「その多様性に着目して人をとらえるとはどういうことか」を考えていきます。

　私たち看護師は、「問題」を対象としているわけではありません。「人」を対象としています。「人」とはどのような存在なのか、どのような情報に着目しなければならないのかを考えてみましょう。

1)「人」とは、どのような存在なのか？

(1) 人とは、生命をもつ存在

　人は代謝し、基本的ニードをもっています。生命を脅かす問題はないか、基本的ニードは満たされているのか、きちんと情報を得なければなりません。

【基本の知識：マズローのニード階層説】

　マズロー（Maslow AH）は、ニードが行動のモチベーションになるという「ニード階層説」（図Ⅰ-1）を唱えた人です[1]。看護基礎教育で学んだことを覚えているでしょうか？

　ニード階層説では、人は、最も低次な階層である生理的欲求を満たし、それらが安全に営まれることを求めます。それに満足すると、次に精神的・社会的な安定を、さらに所属や愛情、また、評価されることを求めるようになります。そして、最も高い層では自己実現を図るべく生きていく存在だとされています。

　しかし、これには個人差があるように思います。『夜と霧』を執筆したヴィクトール・フランクルは、ユダヤ人強制収容所という過酷な環境の中、おそらく、生理的欲求も安全の欲求も満たされてはいなかったはずです。それでも、生きる意味を問い続け、自分自身であろうとして自己実現を図ったといえます。

```
自己実現の欲求 ──────── 自分に適している仕事などを行うことの
                        欲求

承認の欲求 ──────────── 自己に対する高い評価や自尊心、他者から
                        の承認に対する欲求

所属と愛の欲求 ──────── 他者との愛情に満ちた関係、自己の所属し
                        ている集団や家族における地位を望む欲求

安全の欲求 ──────────── 安全性、安定性を求める欲求

生理的欲求 ──────────── 生物体として生きるために必要な欲求
```

●●図Ⅰ-1　マズローのニード階層説
（A. H. マズロー著，小口忠彦訳：改訂新版 人間性の心理学─モチベーションとパーソナリティ. 産業能率大学出版部；1987.
p.56-72 より作図）

　中学校の教員だった私の友人は、がんの再発と転移を繰り返し、どんどん状態が悪くなりましたが、亡くなる前日まで生徒たちと過ごし、痛みと呼吸困難がありながら、いつ最期を迎えるかわからない不安の中でも教師であり続けようとしました。

　低次の階層が満たされなくても、自己実現の欲求を満たそうとする人もいるのです。マズローも著書で、「基本的欲求のヒエラルキーを固定した順序で述べてきたが、実際、このヒエラルキーは、われわれが示してきたほど不動なものではない」[2]と述べています。

　人は、一人ひとり違う人生を生きています。ですから、「**その人にとってのニード**」をきちんととらえて、その人が、**満足のいく生き方を貫けるように、看護師としてお手伝いすること**が重要だと思っています。そのような視点で、「対象のニード」をテーマにカンファレンスをしてみるのもいいですね。人の見方やとらえ方を共有することで、看護観を共有することができます。

（2）人とは、精神活動をする存在

　その人の認知・思考・判断・記憶・創造・感情などの「精神活動」がどのようなものであるかの情報を得なければなりません。

（3）人とは、幸福を得ようとする存在

　その人が、どのような価値観・健康観・人生観・死生観などをもっているかについて、情報を得る必要があります。

乳幼児期（0〜6歳）の発達課題	①歩くことを学ぶこと、②固形食を食べることを学ぶこと、③話すことを学ぶこと、④尿や便の排泄コントロールを学ぶこと、⑤性の相違と性の慎みを学ぶこと、⑥社会的・物理的な現実（reality）を描写するための概念を形成し言語を学ぶこと、⑦文字を読むための準備をすること、⑧善悪の区別を学び、良心を発達させること
児童期（6〜12歳）の発達課題	①通常の遊戯に必要な身体的技能を学ぶこと、②成長する生活体としての自分自身に対する健全な態度を形成すること、③同年齢の仲間と仲よくすることを学ぶこと、④男子または女子としての適切な社会的役割を学ぶこと、⑤読み・書き・計算の基礎的技能を発達させること、⑥日常生活に必要な概念を発達させること、⑦良心や道徳性や価値尺度を発達させること、⑧個人的な自立（personal independence）を遂げること、⑨社会的な集団や制度（institution）に対する態度を発達させること
青年期（12〜18歳）の発達課題	①同年齢の男女の仲間とのより成熟した新たな関係を達成すること、②男性または女性としての社会的役割を達成すること、③自分の体格を受容し、身体を有効に活用すること、④両親や他の大人たちからの情緒的な自立を遂げること、⑤結婚と家庭生活の準備をすること、⑥経済生活（economic career）の準備をすること、⑦行動の指針としての一連の価値や倫理体系を修得すること—イデオロギーを発達させること—、⑧社会的に責任ある行動を望み、それを達成すること
成人前期（18〜30歳）の発達課題	①配偶者を選ぶこと、②配偶者と一緒に暮らすことを学ぶこと、③家族をスタートさせること、④子どもたちを養育すること、⑤家庭を管理すること、⑥職業に就くこと、⑦市民としての責任を負うこと、⑧気心の合った社会集団を見出すこと
中年期（30〜60歳）の発達課題	①十代の子どもたちが信頼できる幸福な大人になれるよう支援すること、②大人としての社会的・市民的な責任を果たすこと、③職業生活（occupational career）において満足のいく業績を達成し、それを維持すること、④大人向きの余暇活動を開発すること、⑤自分と配偶者を人間として結びつけること、⑥中年期の生理的変化を受容し、それに適応すること、⑦年老いた両親に適応すること
成人後期（60歳〜）の発達課題	①体力や健康の低下に適応すること、②退職と収入の減少に適応すること、③配偶者の死に適応すること、④同年配の集団との腹蔵のない親善関係を確立すること、⑤社会的役割を柔軟に引き受けて、それに適応すること、⑥身体的に居心地のよい居住設備を整えること

注：Havighurst（1953、1972）から作表。なお、1953年と1972年の著書では、発達課題の定義には変更がないが、年齢区分および発達課題の数と内容に一部変更があるので、変更されている部分については1972年の内容をここでは示してある。年齢区分については、Havighurst（1973）は、幼児期：0〜5-6歳、児童期：5-6〜12-13歳、青年期：12-13〜18歳、成人前期：18〜35歳、成人中期：35〜60歳、成人後期：60歳〜、としている。なお、成人後期とは老年期を意味している。

（守屋國光：生涯発達論—人間発達の理論と概念．風間書房；2005．p.72より）

（4）人とは、生物学的性差だけでなく社会・文化的性差をもっている存在

その人が、どのように性差をとらえているのかも重要な情報です。

（5）人とは、時の流れで変化する存在

人は生涯にわたって成長する存在です。その人がどのように成長してきたか、現在どのような成長段階か、発達課題などと照らし合わせながら情報を得る必要があります。

段階		心理社会的危機	基本的強さ	重要な人間関係の範囲
Ⅰ	乳児期	基本的信頼　対　基本的不信	希望	母親的人物
Ⅱ	幼児期	自立性　対　恥・疑惑	意志	親的人物
Ⅲ	遊戯期	進取性　対　罪悪感	目的	基本的家族
Ⅳ	学童期	勤勉性　対　劣等感	能力	近隣、学校
Ⅴ	青年期	同一性　対　同一性の混乱	忠誠	仲間集団と外部集団、リーダーシップのモデル
Ⅵ	若い成人期	親密性　対　孤立	愛	友情、性、競争、協力におけるパートナー
Ⅶ	成人期	生殖性　対　停滞	世話	労働の分担と家庭の共有
Ⅷ	老年期	統合　対　絶望	叡智	人類、わが種族

（守屋國光：生涯発達論―人間発達の理論と概念. 風間書房；2005. p.70 より一部抜粋して作表）

【基本の知識：ハーヴィガーストの発達課題】

　表Ⅰ-1（p.19）にハーヴィガーストの発達課題を示します[3]。ライフサイクルの各期に応じて発達課題があり、その時期に課題が達成されると生涯の幸せにつながるというものです。現代は価値観が多様になっており、ハーヴィガーストの発達課題はすでに時代に即していない面があるかもしれませんが、対象となるその人がライフサイクルのどの時期にいて、どのような発達課題を抱えているのかを、おおまかにとらえる材料となります。

【基本の知識：エリクソンの発達理論】

　エリクソンの発達理論は、表Ⅰ-2に示すように8つの発達段階（ステージ）から成り立っています[4]。これらのステージは、個人の生涯にわたる発達のプロセスをとらえるため、乳幼児期から老年期までの幅広い年齢層に適用されます。個人は、それぞれのステージで異なる課題や対立に直面し、成熟と発達を促進するためにそれらを解決していきます。解決していく過程で、肯定的な側面と否定的な側面のバランスを取りながら、より肯定的な側面を発展させることで、自己のアイデンティティの形成、自己評価の向上、社会的な関係の発展など、より高いレベルの成熟や発達を達成することが期待されます。

(6) 人とは、生活を営む存在

　その人がどのような生活を営んできたのか、そして、これからどのように生活をしていくのかについて、情報を得なければなりません。

（7）人とは、社会とかかわり社会の一構成員である存在

　その人がどのような文化の社会で生きているのか、どのような集団の中で社会的な役割を果たしてきたのか、これからどのように社会的役割を果たしていくのかについて、情報を得なければなりません。

（8）人とは、環境に影響されるとともに環境に働きかける存在

　人は道具を操ることで環境を創造することができる一方、環境からのストレスにさらされています。それらをどのようにコーピングしているのか、どのような環境で暮らしてきたのか、そして、これから先どのような環境下で生きていくのかについて、情報を得なければなりません。

2）対象である「人」の全体像をとらえるために

　人は、身体にも精神にも、外部から見える部分と見えない部分があります。そして、人は、家族の中、社会の中にいて、全体的に環境に包まれています。さらに、時の流れがあります。これらすべての情報を収集することが、「人」をとらえるということです。

　先に挙げた「8つの側面（人とはどのような存在か）」は、前節の「3つの視点」とも関連しています。どちらの考え方でもよいのですが、いずれも、**対象の部分ではなく、全体像をとらえること**に留意してください。

　8つの側面を図式化したものが図Ⅰ-2 です。また、「人」の全体像を簡単にイメージするための枠組みが図Ⅰ-3、過去・現在・未来の生活を具体的に理解するためのものが図Ⅰ-4 です。

　学生や新人を指導するときには、図Ⅰ-3や図Ⅰ-4を使って「人」をとらえるための情報をメモしたり、対象の外観や、不自由なところなどを図Ⅰ-5の人型に書き込んだりして、**その人がどのような人かを、学生や新人がイメージできるようにしていく**とよいと思っています。

　一般的に、看護学生の記録用紙の中には、情報を整理するためのフォーマットがあります。本来、対象の全体像をとらえるための項目から構成されているのですが、初学者は一つひとつの項目にとらわれてしまうようです。収集した情報が「呼吸」に関連すると思えば「呼吸の項目」に入れて、「循環」ならば「循環の項目」に入れていくことにこだわり、一生懸命になります。そして、「先生、血圧が高いのですが、循環に入れてもいいですか？　傷が痛くて血圧が高いので、傷と同じ項目に入れておいたほうがよいでしょうか？」などと質

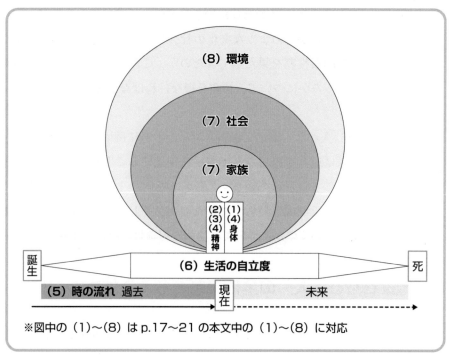

●●図Ⅰ-2　人をとらえる視点

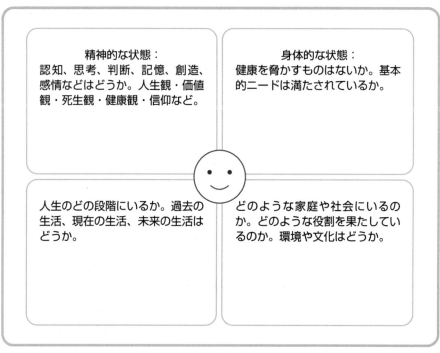

●●図Ⅰ-3　人をイメージする枠組み

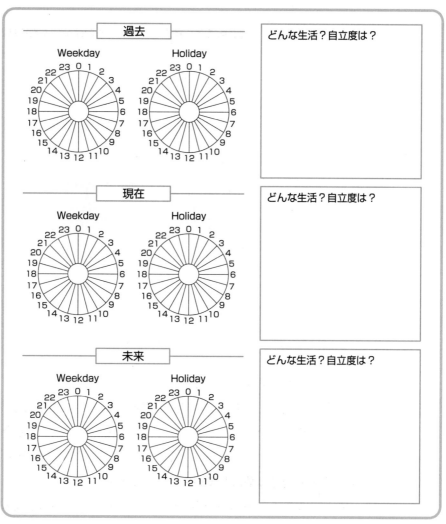

●●図Ⅰ-4　過去・現在・未来の生活情報

問してくるのです。

　私はたいてい、「どちらでもいいですよ。どちらかでなくて両方に入れてお
いてもいいですよ」と答えます。そして、「どの項目に入れるかでなくて、受
け持っている方はどのような人ですか？」と問うのですが、「はい。胃がんの
術後です」に留まり、どのような人なのかを物語ることができません。

　つまり、「人」をとらえずに、一つひとつの項目を埋めて記録を完成させる
ことが目的になり、「問題となる項目を抽出しなければ」と、「問題探しの思
考」になってしまうのです。

　対象がどのような人なのかを物語る力をつけること、それが、思考を強化
することにつながります。「糖尿病の教育入院の患者です」「ケモで入院した患
者です」などと表現しているだけでは、問題しか見ないことになり、その人

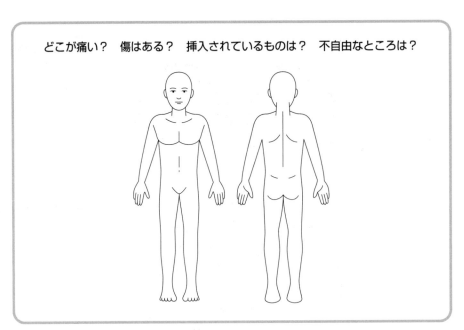

どこが痛い？　傷はある？　挿入されているものは？　不自由なところは？

●● 図Ⅰ-5　対象を絵にすると？

を物語ることができないのです。

　病院に入院している方の問題は、治療を受ければ、ほぼ解決します。医師の指示に従っていれば、患者のニーズである「病気やけがを治したい」という最低限のニーズには応えることができます。つまり、**看護の思考が停止しても、患者の問題は解決していく**ということです。

　疾患や外傷などの問題のみに偏るのではなく、その人を全人的にとらえて、その人の生活を支えるには、どのような情報を収集しアセスメントしなければならないかを、現場で意識して、仲間とともに議論したり、後輩に発問したりする機会が必須です。そうでなければ、看護師の思考は強化されないだけでなく、確実に退化してしまいます。

引用文献

1）A. H. マズロー著，小口忠彦訳：改訂新版 人間性の心理学—モチベーションとパーソナリティ．産業能率大学出版部；1987．p.56-72.
2）前掲1）．p.80.
3）守屋國光：生涯発達論—人間発達の理論と概念．風間書房；2005．p.72.
4）前掲3）．p.70.

5 現象を「看護の情報」とする ための専門的知識と概念

1）初学者の情報収集

　「3つの視点」をもち、「8つの側面」が理解できていれば、看護に必要な情報が収集できるでしょうか？　必ずしも、そうではないようです。みなさん、「新人や学生が収集してくる情報が不足している」「今はあまり重要でない情報ばかり収集している」と感じたことはありませんか？

　初学者は情報収集する力が未熟ですが、なぜ、うまく情報収集できないと考えますか？　それは、「看護に必要な知識や概念」が足りないからです。知識や概念を自分の中にもっていて、それらをいま目の前にある「現象」につなげて考えることができないのが初学者です。看護に必要な情報がうまく収集できないと、正確なアセスメントにつながりません。

2）現象と知識がつながるか

　下に示す場面は、90歳女性がベッドの横に倒れて、痛がっているのを看護師が発見したときの様子です。「女性がベッドの横に倒れている」のが現象です。発見した看護師は、不整脈出現・失神・TIA・薬剤・筋力低下などが転倒

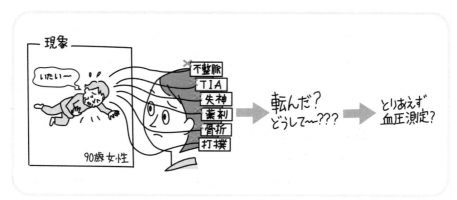

>> 現象と知識がつながらない

の原因になることや、転倒したのであれば骨折や打撲を起こす可能性があることを、知識としては知っているとします。しかし、目の前の現象とそれらの知識がつながらないと、収集すべき情報が思いつかずに「とりあえず血圧測定」となってしまうのです。

　現象を専門的知識とつなげられる看護師であれば、「なぜベッドの横に倒れているのかを患者本人に確認し」「転倒であれば、どのように転倒したのかを確認して」「痛いと訴えているが、どこが痛いのか」「痛みのある部分の観察」「ほかに打った場所はないか」「脈に異常はないか」「頭や首は大丈夫か」「床の状態」「周囲の状況」「履物や着ているものはどうか」「転んだのではなく、脳神経系に何かあったのかもしれないので意識レベルと瞳孔を確認し」「四肢の動きは正常か・しびれなどはないか」「不整脈はないか」「血圧の低下はないか」など、**高齢者の転倒の原因になる疾患や状態と結びつけて、思考しながら情報を収集していくでしょう。**「とりあえず血圧測定」とはならないはずです。**専門的な知識と概念を現象にうまくつなげて、情報を収集していく力が「思考力」なのです。**

　薄井は、「情報というものがあるのではなくて、目の前の現象と看護婦の思いや知識がつながったとき、そのナースの頭のなかで情報化されるのです」と述べています[1]。また、NANDA–I 看護診断では、「専門分野の概念（私たちの知識によって規定されるアイディア）を理解していなければ、患者・家族・コミュニティの経験についての全体を、いかにパターン形成して特定するかに苦労する（中略）基本的な概念を理解していなければ、看護過程（アセスメント、診断、計画、介入、評価）に取り組んだところで無意味である」と説明しています[2]。

3) データを意味づける

　現象として見たままのものは、意味のないデータです。データに専門的な知識で意味づけをすると、看護に必要な情報とそうでないものに分けられます。そして、今は看護に必要のない情報であっても、将来、状態の変化によっては必要になるかもしれない情報もあります。**自らの中でデータを意識的に情報化することが大切**なのです。

　「データを意味づける」ということを具体的に考えてみましょう。たとえば、「瞳孔径左 7.0 mm、対光反射なし。瞳孔径右 3.0 mm、対光反射あり」というデータがあるとします。医学的な知識が全くなければ、このデータが何を

意味するのかわかりません。また、医学的な知識があっても不足していれば、「脳に何か起きているかも？」と漠然とした脳神経系の異常の知識にしかつながらず、浅い意味づけとなります。そうなると、脳神経系の情報という狭い範囲のみの情報収集になってしまい、アセスメントも正確性に欠けるものになります。

　一方、専門的な知識や概念を豊富にもっていれば、瞳孔のデータから第3脳神経の異常、眼球や眼筋の異常、視神経や交感神経の異常、脳病変や脳卒中などさまざまな医学的知識とデータを結びつけて情報化することができますし、人間・環境・健康・看護といった「看護の主要な概念」に照らしながら、看護に必要な情報を見つけ、分析・推測していくので、より正確な看護のアセスメントになるのです。

　動悸を主訴とする38歳女性に対する看護師の情報収集について考えてみましょう。みなさんの病院の新人看護師や学生が、「動悸がする」との訴えに対してどのような情報を集めるかを想像してみてください。まずは、血圧測定ですか？　体温測定ですか？　お決まりのバイタルサインの測定でしょうか？　よくできて12誘導心電図をとりますか？　その先はどうするでしょうか？　医師に報告して指示を待ちますか？

　図Ⅰ-6では、動悸の原因となる疾患に関する医学的知識を使って、どんどん情報の範囲を広げていきながら、その人の生活や環境という概念を念頭に情報を得ようとしています。最終の右下の枠からは、症状に対する反応を探るために、さらに情報収集が続くことがわかります。

4）看護師として考え続ける姿勢

　NANDA-I看護診断では、アセスメントには「対話プロセス型のアセスメント」と「問題解決型のアセスメント」があるとされています。対話プロセス型は、対象者との対話（主観的データ）を発展させながらデータを収集していき、対象の反応パターンをアセスメントしていくのに対して、問題解決型のアセスメントは、主観的データと客観的データの両方を収集して、問題を特定していくというものです[3]。

　図Ⅰ-6は問題解決型のアセスメントですが、どちらにしても、専門的な知識や概念が絶対に必要となります。常に看護の概念を確認し、知識をアップデートし続けることが、看護師の思考過程の強化につながるだけでなく、後輩たちの思考を育てていく力になるのです。日々の業務や作業に埋没するの

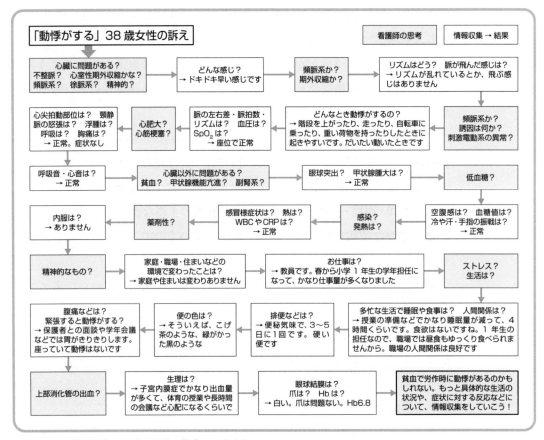

●● 図Ⅰ-6　情報収集のための知識や概念のコネクト

ではなく、業務や作業として流していくのでもなく、<u>一人ひとりの対象とのかかわりの中で生まれた看護を、ひとつの経験として自分の中に納めていくことが、専門職者としてのキャリアを積む</u>ということです。

　NANDA-I看護診断では、ゴードンの言葉を以下のように引用しています。「看護師は経験を積んで長い年月をかけて母集団の反応を観察するにつれ、知識を深めて情報（手がかり）をより迅速に処理するようになり、反応が普通なのかそれとも問題なのかがわかる。看護師は長期にわたって患者の世話をするため、患者の反応パターンの変化に次第に敏感になる可能性がある。看護師がアセスメントに関与するにつれ、患者の反応パターンについての知識が蓄積され、迅速に判断できるようになる」[4]。

　ここで重要なことは、<u>観察やケアの経験を積んで、知識を深め、アセスメントに関与し続けることが、看護師の成長につながる</u>という点です。<u>指導者も、常に看護師として考えて実践することで、意味のある経験を積み、それが自身の成長につながる</u>ということを忘れないでください。

新人看護師や後輩は、いきなりは育たないのです。彼らが体験していることに意味づけを行い、その体験を、成長のための経験に変えていく不断のかかわりが必要です。医療の現場は忙しいですが、「忙しい」は、専門職者として思考できない理由にはなりません。また、「5年目だから、6年目だから、この程度の仕事でいい」と妥協したり、「忙しすぎてできない」と限界をつくったりすれば、そこで、看護師としての成長は止まり、「看護」の目的を見失って、思考停止に陥ってしまいます。

どのような状況下でも「看護師として考える」姿勢を貫けば、きっと「看護」の魅力を実感できますし、それが、職業への誇りにつながります。実は、指導する際には、ここがとても大切なのです。

引用文献

1）薄井坦子：何がなぜ看護の情報なのか. 日本看護協会出版会；1992. p.38.
2）T. ヘザー・ハードマン, 上鶴重美, カミラ・タカオ・ロペス原書編, 上鶴重美訳：NANDA-I 看護診断―定義と分類 2021-2023. 原書第 12 版. 医学書院；2021. p.82.
3）前掲 2）. p.87-88.
4）前掲 2）. p.86-87.

思考するうえで大切な
看護の中心概念（メタパラダイム）

看護は、人とのかかわりから生み出される「現象」です。その現象を説明するのが「概念」です。これが積み重なることで、看護が看護学という学問になります。看護学が扱う主要な概念のことを「中心概念（メタパラダイム）」といいます。メタパラダイムについては、フォーセット（Fawcett J）[1] が提唱した「人間・環境・健康・看護」が一般的に知られていますが、看護学の中心概念に「看護」が入ることに、違和感を覚える理論家もいます。キム（Kim SH）[2] は「クライアント」「クライアント-ナース」「実践」「環境」の4つを看護のメタパラダイムの枠組みとしていますし、スレヴィン（Slevin O）[3] は「人間」「健康」「環境」「ケアリング」としています。また中山[4]は、「人間」「環境」「健康」「生活」としています。

看護は人を対象としています。「人」をとらえる視点は多様であり、提供する看護の視点も多面的です。看護理論家の関心や考え方によって、主要な概念の表現の仕方が変わるのかもしれません。また、社会の変化や時代に影響されることもあるでしょう。事実、フォーセットも、中心概念の「人間」をperson から human being に、「健康」を health から human processes of living and dying に変えています[5]。

看護を説明する主要な概念の枠組みは、絶えず再考し、「看護の本質」を追究していくものであると考えられます。どのような枠組みでも重要視されているのが、「環境」です。「人間」をとらえるうえで、「環境」という概念は切っても切り離せないものだといえます。みなさんは、「環境」へのアプローチを意識して、情報収集とアセスメントをしていますか？　図Ⅰ-2（p.22）に示したように、対象を取り巻いているのが環境です。ベッド周囲の環境整備や寝具の調整だけが環境へのアプローチではありません。

　日本看護科学学会は、「環境」について「人間－環境系からみた環境調整の視点として、患者の生活空間を形成している物的環境、患者と関係している人の集まりである対人環境、患者の生活に関わる規範や慣習などを形成する教育・管理的環境がある」[6]としています。対象となる人の物的環境、対人環境、教育・管理的環境の過去・現在、そして未来を見すえて、看護独自の情報収集・アセスメントを行い、実践に活かしていくという視点も、看護師としての思考には重要です。

引用文献

1）フォーセット著，太田喜久子・筒井真優美監訳：看護理論の分析と評価. 新訂版. 医学書院；2008．p.2.
2）Kim SH. 著，上鶴重美監訳：看護学における理論思考の本質. 日本看護協会出版会；2003．p.18.
3）Slevin O. An epistemology of nursing：ways of knowing and being, In L. Basford & O.Slevin, Theory and Practice of Nursing：An Integrated Approach to Caring Practice, 2nd ed. Nelson Thornes；2003. p.158-159.
4）中山洋子：看護学を構成する主要概念. In：野島佐由美編：看護学の概念と理論. 日本看護協会出版会；2021．p.24.
5）Fawcett J. & Desanto-Madeya. Contemporary Nursing Knowledge：Analysis and Evaluation of Nursing Models and Theories, Third Edition, F.A.Davis company；2013. p.6.
6）日本看護科学学会. 看護学学術用語検討委員会. n.d. JANSpedia —看護学を構成する重要な用語集—. 環境. https://scientific-nursing-terminology.org/terms/environment/（2023 年 10 月 10 日閲覧）.

6 アセスメントを楽しもう！

1）アセスメントのステップ：苦手意識からの脱却を目指して

　　NANDA-I 看護診断では、アセスメントについて次のように述べています。「完全な看護アセスメントなしに患者中心の看護診断はありえないし、エビデンスに基づいた、患者中心の看護独自の介入もありえない。アセスメントを、アセスメント用紙やコンピュータ画面の空欄を埋めるだけの作業にしてはいけない。もしもこのような機械的手順によるアセスメント方法に思い当たるふしがあるとしたら、アセスメントの目的を考え直す機会にしてほしい」[1]。いかがですか？　思い当たる節はありますか？

　　アセスメントは、看護独自の介入にとって、とても重要です。前述した退院サマリーを思い出してください（p.9〜）。アセスメントによって看護診断はかなり違うものになっていましたね。

　　日本看護科学学会の定義も確認しておきましょう。「看護過程におけるアセスメントは、情報の収集・分析・集約・解釈のプロセスであり、看護の対象となる人々に最適な看護を提供する上で重要な段階である」[2]。

　　では、車いすの点検を例にアセスメントを考えてみましょう（図Ⅰ-7）。

（1）情報収集

　　まずは、車いすのさまざまな部分を点検します。これが情報収集です。情報収集をするためには、車いすの仕組みについての知識が必要ですね。車いすのことを何も知らなければ、点検はできません。**人は、対象とするものや現象に対する知識や概念がないと、必要な情報が収集できないのです。**

（2）分析

　　たとえば、フットレストの片方が下方に落ちていて、ねじが緩んでいると分析します。このままの状態では、さらにねじが緩み、下肢を支えられなくなるでしょう。さらに調べると、片方のタイヤの空気圧が低下していました。

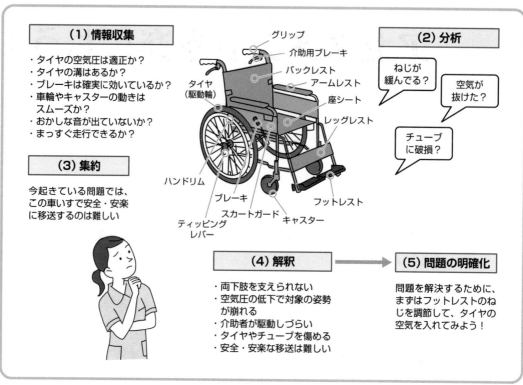

(1) 情報収集
・タイヤの空気圧は適正か？
・タイヤの溝はあるか？
・ブレーキは確実に効いているか？
・車輪やキャスターの動きは
　スムーズか？
・おかしな音が出ていないか？
・まっすぐ走行できるか？

(3) 集約
今起きている問題では、
この車いすで安全・安楽
に移送するのは難しい

グリップ
介助用ブレーキ
バックレスト
タイヤ（駆動輪）
アームレスト
座シート
レッグレスト
ハンドリム
ブレーキ
スカートガード
ティッピングレバー
キャスター
フットレスト

(2) 分析
ねじが緩んでる？
空気が抜けた？
チューブに破損？

(4) 解釈
・両下肢を支えられない
・空気圧の低下で対象の姿勢
　が崩れる
・介助者が駆動しづらい
・タイヤやチューブを傷める
・安全・安楽な移送は難しい

(5) 問題の明確化
問題を解決するために、
まずはフットレストのね
じを調節して、タイヤの
空気を入れてみよう！

●●図Ⅰ-7　車いすの点検（アセスメント）

タイヤはぺちゃんこです。自然に空気が抜けたのか、またはチューブなどに破損があるのかと分析します。このままでは、さらに空気圧が下がるでしょう。この2点以外には問題がないとします。

（3）集約

　フットレストが下がっており、空気圧が低下しているので、この車いすの状態では、安全・安楽な移送は難しい、と考えをまとめます。

（4）解釈

　フットレストの片方が下がっているというのは、対象が移乗する際に両下肢をしっかりと支えることができない状態です。また、片方のタイヤの空気圧が低下しているのは、対象の姿勢が崩れるのみでなく、車いすの駆動が重たくなり、タイヤやチューブを傷め、破損するおそれがある状態です。

（5）問題の明確化

　ここまでで「ねじの緩みからフットレストの左右差が出ている」「片方のタ

イヤの空気圧が低下し、安全な走行ができない」などの問題が明確になります。このように**思考が進めば**、「ねじを調節してフットレストを正常な状態にする」「タイヤに空気を入れて空気圧を正常にする」などの**具体的な対策（計画）に至る**のです。

　そして、一度点検（情報収集）したら終わりではありません。対象が車いすを使うたびに点検（情報収集）を繰り返して、正常な車いすの状態を保つことで、安全に移送ができます。もし、数日経ってタイヤの空気圧が低下していたら……どうですか？　チューブが破損していないか、虫ゴムは大丈夫か？と、さらなる情報収集を行いますよね。

　その際には、チューブから空気が漏れていないかを確認する方法についての知識、虫ゴムが車いすのチューブバルブ（タイヤの空気挿入口）に入っていて、空気の逆流を防止するための「弁」であるという知識、それらをどのように確認するかの知識が必要となるのです。

＊

　車いすを例にして「アセスメント」のステップを説明してきました。私は、アセスメントが苦手、うまくいかないという方々には、3つのタイプがあると考えています。詳しくは第4章で説明していきますので、自分や指導する後輩たちのタイプを見極めて、それぞれのタイプで課題とされていることを打破していけば、きっとアセスメントが楽しくなります。

引用文献

1）T. ヘザー・ハードマン，上鶴重美，カミラ・タカオ・ロペス原書編，上鶴重美訳：NANDA-I 看護診断―定義と分類 2021-2023. 原書第 12 版. 医学書院；2021. p.84.
2）日本看護科学学会. 看護学学術用語検討委員会. n.d. JANSpedia ―看護学を構成する重要な用語集―. アセスメント. https://scientific-nursing-terminology.org/terms/assessment/（2023 年 10 月 10 日閲覧）.

第 2 章

新人・後輩を指導する前に知っておきたいこと

指導の心得：7か条

　新人・後輩を指導する方々のお悩みやご苦労の声を、講演や研修の場、そして、私の書籍に寄せられた質問や感想から聞くことが多くあります。指導者や管理者のみなさんが「どのように新人・後輩を指導したらよいのか」と一生懸命に考え、Off-JTやOJTをさまざまに工夫されている姿に胸を打たれます。また、基礎教育に携わる身として、卒業生を温かく指導・支援していただき、頭の下がる思いです。

　これまで私は機会あるごとに、みなさんに考えを伝えてきましたが、本書を書くにあたり、それらを思い返し、改めて書き出し、読み返してみると、私がお伝えしてきたことには共通性があることに気づきました。それをまとめたものが「**指導の心得：7か条**」です。

---

1. 新人や後輩の常識・価値観と、指導者たちの常識・価値観は違って当然と心得る
2. 新人や後輩の人間関係の築き方は、指導者世代とは異なり、また未熟で当然と心得る
3. 新人や後輩は、自身の考えや感情を表現しにくいものと心得る
4. 誰でも、主体的かつ継続的に学習することは難しく、失敗と成功の「ゆらぎ」を経て成長すると心得る
5. 新人や後輩の能力と、育ちにかかる時間は、一律ではないと心得る
6. 2年目以降の後輩指導は、新人指導より重要と心得る
7. 「現場は忙しい」「OJTで指導の時間はつくれない」は通用しないと心得る

　新人・後輩の思考力を育むための具体的な指導の内容に入る前に、第2章では、「指導の心得：7か条」をはじめとして、いくつか押さえておいてほしいことをまとめてみます。

1）新人や後輩の常識・価値観と、指導者たちの常識・価値観は違って当然と心得る

（1）違うことは「悪」ではない

　「新人や後輩と、常識・価値観が異なる」と嘆く声を多く耳にします。私は、常識や価値観は、個人間でも世代間でも異なると思います。私が新人だった

30年以上前にも「今どきの新人は新人類」などと先輩方に言われたものです。

　近年の情報化の進展によって、社会の変化のスピードはますます速くなっています。私の幼少時代には、自宅に電話がありませんでした。固定電話をもつには権利が必要で、それを買っていました。それが今ではどうですか？個人がスマートフォンを持つ時代です。生活様式も変わり、私の親の世代と比べると、大きく異なります。このような異なる社会を生きている者同士、常識・価値観が違って当たり前ではないでしょうか。

　違うことは悪いことではないという前提で、**違うからこそわかり合う楽しみがある**と考えてみませんか。異なる常識や価値観を認め合い、相手の常識や価値観を知り、自分の常識や価値観をわかってもらうには、当たり前と思わずに、自身の常識や価値観を気持ちよく伝え、そして、両者が納得し合ってかかわろうとすることです。そして、必要であればルールを設けるなど、互いに気持ちよく仕事ができる工夫をすることです。

　「あいさつするのは後輩からでしょ！　今どきの人はあいさつもできない」「人が説明しているときには、メモをとるのが常識でしょ！」などと愚痴る前に、こちらからあいさつをして、「メモはとらなくていいの？　この点は重要だからキーワードだけでも書いておいたら？」などと声をかければよいのです。

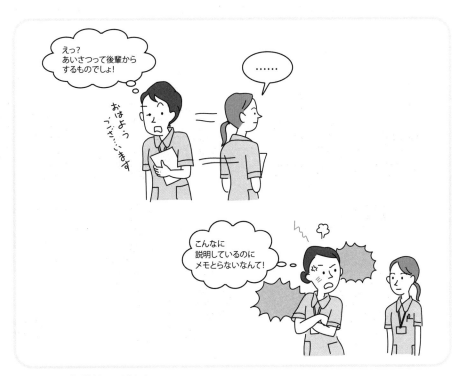

>> よくある指導者のつぶやき

（2）学習方法の違いを理解する

　指導者自身が行ってきた学習方法と、新人や後輩が行っている学習方法は異なることも、理解しておく必要があります。現在の基礎教育では、アクティブラーニング型の授業が多く取り入れられています。この学習スタイルは、自ら調べて学び、仲間とディスカッションして学び、学んだことを周囲の人たちにわかりやすく説明するというような学習活動で、学生たちが主体的に学ぶことを大切にしています。

　学生は、自分の端末に保存された電子テキストに、電子ペンを使ってメモを書き込みますし、テストも e-learning 上で解いています。何かを調べるときには、インターネットで検索すれば、それなりのことが出てきます。ChatGPT のように、こちらの指示に対してインターネット上の情報に基づき文章を作ってアウトプットしてくれる生成 AI も登場しました。このような時代に、「○○疾患の症状・治療・検査・看護を手書きでまとめて！」なんていう課題を新人に課し、課題レポートが提出できれば学習した、提出できなければ学習していない、と判断するような方がいたら、**「シーラカンス（生きた化石）」**と呼ばれてしまうかもしれません。

（3）何のために学習させるのか

　指導の最終ゴールは、素晴らしい課題レポートを書くことではないはずで

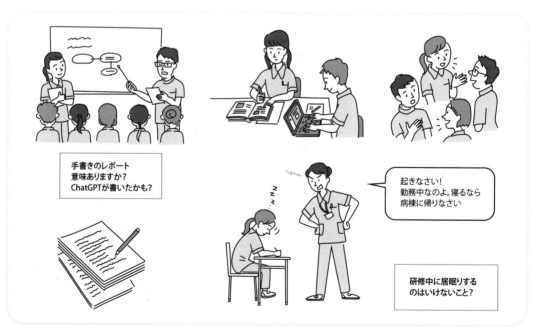

>> 新人・後輩の学習方法は指導者とは異なる

す。**現場の看護に活きる、つながるための知識を、新人や後輩が理解して、記憶という形で頭に入れること**だと思うのです。提出されたレポートは、理解しないままに文章をただ書き写したものかもしれませんし、生成 AI に作らせたものかもしれません。

　また、研修中に新人・後輩を見張って、「なんで寝てるの！」「研修も勤務よ、寝てるなら病棟に戻って仕事しなさい」なんて注意していませんか？**「研修はまじめに起きて受講するもの」**というのは固定概念です。受講生が眠くなるには、理由があります。生理的に眠くなって我慢ができないときは、寝たらだめだとわかっていても眠ってしまうものです。また、研修内容がおもしろくない、主体的な学習になっていないことでも、眠くなってしまいます。新人や後輩たちに主体的に学んでほしいと思うのであれば、従来型のふる〜い研修スタイルを見直すことをおすすめします。

＊

　最後に、先輩・後輩といった上下関係の「〜べき論」から私たちを解放してくれる絵本を紹介します。Todd Parr の『It's Okay to Be Different』[1] です。「It's okay to 〜」から始まる短い文章で、多様性について描かれています。It's okay to be missing a tooth (or two or three). It's okay to be a different color. It's okay to have no hair. など、見た目の違いによる多様性を受け入れています。また、It's okay to need some help. It's okay to talk about your feelings. など、誰かの助けを求めたり、自分の気持ちを話していいんだよという文章からは、**新人や後輩たちが助けを求めやすい、話しやすい雰囲気を指導者がつくることの大切さ**に気づかされます。

2）新人や後輩の人間関係の築き方は、指導者世代とは異なり、また未熟で当然と心得る

（1）リアルとネット、2 つの社会をもつ「Z 世代」

　今の新人は「Z 世代」（p.53 コラム参照）と呼ばれ、生まれたときからインターネットが利用可能なデジタルネイティブです。SNS などを活用して知らない人とつながり、交際に発展したり、結婚したりする人もいます。対面が直接的なコミュニケーションだとすれば、彼らは間接的なコミュニケーションをとることが、指導者世代よりずいぶんと多いのです。

　そして、ここ数年のコロナ禍により、オンライン化した中で学校教育が行われてきた影響もあるでしょう。彼らは、**リアルな社会とネットの社会の 2**

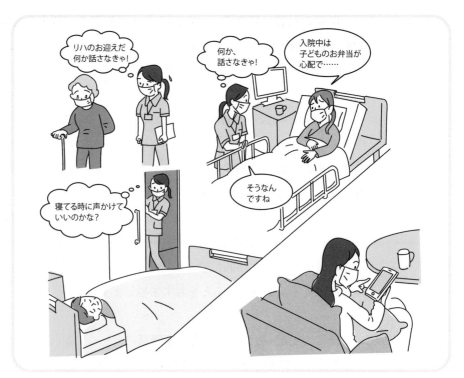

>> リアル社会とネット社会

つの社会をもち、行き来しています。新人や後輩は、リアルな関係性でのわずらわしさを避けて、ネット社会で気軽に他者とコミュニケーションを図ることもできるのです。

ただし、ネット社会では、いじめや誹謗中傷などの問題も出てきています。リアル社会からは見えないところで、彼らに何か起きているかもしれないという点も忘れたくありません。

一方、リアル社会で直接的に他者とのかかわりを求められるのが看護師です。彼らにとっては、どのように対象とかかわるのか、言葉かけや振る舞いすべてのことが、指導者が思っている以上に難しいことなのです。

ですから、指導のうえでは、**指導者が実際にかかわり方を見せる**、そして、**どうしてそのように言葉をかけたのか、そのように振る舞ったのかを、彼らにわかる言葉で説明する**ことが重要となります。新人や後輩の言葉や振る舞いがよかったときには、具体的に「Aさんの、患者さんへの○○な言葉かけはよかった」「Bさんの、患者さんへの○○な振る舞いが患者さんとの信頼関係につながった」などと、**具体的なポジティブフィードバックをしてください**。看護は生活を支える仕事です。リアルな社会での、対象とのかかわりから得られる喜びを、彼らが感じられるような指導を心がける必要があります。

3）新人や後輩は、自身の考えや感情を表現しにくいものと心得る

（1）新人や後輩は、変化する社会の影響を受けている

「最近の若い人は、何を感じているのかつかみづらい」「昼休憩でもスマホを触っていて、先輩たちと会話をしない」「仕事を離れてコミュニケーションを図ろうと飲み会に誘っても断られる」などの声を聞くことがあります。コラム（p.53 参照）でも説明しているように、Z 世代の新人や後輩たちは、スマホでネットとつながり、他者と交流し、情報を得るのが日常です。また、多様性や自身の価値観を大事にしています。昔のように、仕事後に先輩と飲みに行くというのも、彼らにとっては負担かもしれないのです。

また、SNS での発信や、コロナ禍でのオンラインを介したかかわり、マスク生活で表情が隠れてしまう生活によって、**自らの感情を表現する、直接的なかかわりから他者の感情を受け止める**という体験も、少ないのかもしれません。核家族化や少子化も影響しているでしょう。

（2）表情と気持ちが一致しない学生たち

学生たちを見ていると、**自分の感情をうまく表現できる学生と、そうでない学生の二極化がある**ようです。

私は授業で、患者が亡くなったときの自身の看護師としての体験について話すことがあるのですが、多くの学生が涙する場面で、なぜか笑みを浮かべている学生がいます。聞いてみると、「すご〜く悲しくて、涙がこぼれそうで、涙を見られたくないと思っていた」と言うのです。私は「悲しいときには悲しそうにしていいよ。嬉しいときには嬉しそうにしていいよ」と伝えます。また、表情が硬い学生たちには、「誰でも気軽に話してもらえるような表情づくりが看護師には必要だから、表情や雰囲気も大切な看護のひとつになるのよ」と、「看護」につなげて説明します。

また、ある日の実習中、無表情で下を向き、つまらなそうにしている学生がいました。指導者が「気になります。看護に心が向いているのでしょうか」と話していたので、私から学生に話しかけたところ、全くそのようなことはなく、「楽しい」と感じているようでした。このように、表情と気持ちが一致しないケースもあるのです。

私はできるだけ、直接、学生を見て、触れて、**こちらが表情豊かにかかわること**、違和感があれば、彼らが傷つかないように伝え、場に合った表情や振る舞いができたときには、当たり前だと思わずに言葉に出して、**具体的に**

ポジティブフィードバックをするようにしています。

（3）関心をもち、人として近づいてみる

　みなさんは、たとえば新しい職場で、最初から自分の考えをストレートに、感情豊かに周囲に表現できますか？　そのようなタイプは多くはないと思います。新人や後輩が無表情であったり、考えていることをなかなか言葉に出せなかったりするのは、感情がないのでも、考えていないのでもありません。彼らがまだ環境に慣れていないからかもしれないのです。まずは、**指導者や部署全体が感情豊かに表現し合い、どんな意見も言い合える雰囲気であるこ**とが大切ではないでしょうか。

　冷ややかで、自分に話しかけないで、という雰囲気を漂わせている人はいませんか？　看護師には意外と多いように思います。また、新人や後輩がどのように感じ、何を考えているのかわからない、と思ったときには、彼らの気持ちや考えをストレートに聞いてみることもひとつの方法です。さらに、指導者が感じていることを具体的に言葉に出すといいでしょう。新人や後輩たちとかかわりたい、わかり合いたいという思いをもつことが重要です。新人や後輩に、上下なく自ら「人」として近づいてみるのが一番だと思います。

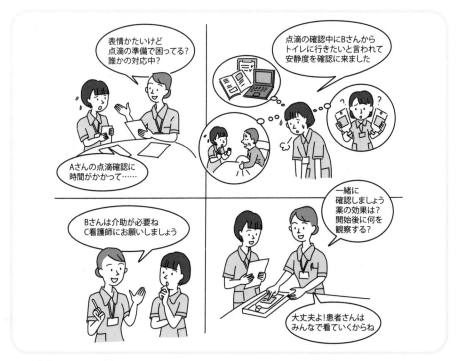

>> 具体的に聞いてみる

4）誰でも、主体的かつ継続的に学習することは難しく、失敗と成功の「ゆらぎ」を経て成長すると心得る

（1）主体的に学習できるよう、指導者が仕掛ける

　「どの教科も主体的に勉強できる」「どんなときにも主体的に課題を見つけて取り組んでいける」「よい習慣といわれることは継続して実践できる」という人間はめったにいないと思います。私自身、締め切りがあっても執筆に身が入らないときもあれば、愛犬モモの散歩を面倒だと思うこともあります。

　勉強すること、何かを身につけることは、実はとても難しいのです。学生たちも、最終的には自分自身で、知識や技術を身につける努力をしてもらわなければダメなのです。私が代わりにテストを受け、学生に代わって技術の練習をしても意味がありません。つまり、**自分の人生を歩くのは、自分しかいない**ということです。

　愛犬モモも、今年の夏は散歩の途中で踏ん張って「もういや！」と歩き続けることを拒否しました。モモに必要な運動は、モモが動かないと成立しないのですから、モモが歩きやすい、歩くのが楽しいと思う環境をつくってあげるしかないのです。

　新人や後輩の学習も同じことです。**主体的に継続的に学習してほしければ、そうなるよう指導者が仕掛けなければなりません**。しかも、**個々の能力に沿って仕掛けを考えること**が必要となります。

（2）学習内容を絞り、具体的な課題を出す

　何を学習すれば次の現場で応用できるのかを、自ら考えるというのも難しいことです。「術後の患者さんを受け持つなら、術後の合併症くらい覚えておくのが当然でしょ」など、「○○は当然勉強してくるもの」という考え方はやめて、新人や後輩の**学習の伴走者**になってください。翌日受け持つ対象をイメージさせて、「明日のために、あなたは何を学ぼうと思う？」と、ノートに書き出してもらうのはどうでしょう。たくさん出てきたら、その中で彼らの能力でできると思われる量の8割程度を、明日までに必ず行うと約束します。本人に学習内容を考えてもらうことが難しい場合には、指導者のほうから、「患者さんのために○○を学習してきてね」と提案すればよいのです。

　重要なのは、**学習内容を絞ること**と、「○○の表のここは覚えてきてね」「ここだけはすぐに確認できるように手帳に貼ってきて」「2回以上読んでアンダーラインを引いておいて」など、**具体的な約束をすること**です。それもノー

トしてもらうほうがよいですね。

　ある疾患について、たとえば10個学習してもらいたい内容があれば、それを**一気に教えない、学ばせようとしないことです。段階的に学習を進めることが大切です。**何年もかけて知識を深く深く理解していけるように、彼らの段階に合わせた発問を交えて育てていきます。もちろん、指導者の知識が浅いと、そのような育て方はできないことも付け加えておきます。

（3）おかれた状況、感情、思考を踏まえてサポートする

　学習成果は、すぐには現れないものです。「本日までオムツ、明日からはパンツ」というトイレットトレーニングは見たことがありません。**成功したり、失敗したり、一部成功したり……と、成功と失敗の間でゆらぎながら進み、「いつでもできる」に到達する**ように思います。人間ですから、その日のコンディションによっては、うっかりミスもあるでしょう。特に専門性が高い技術などは、「いつでもできる」と過信せずに、周囲と協力し合って遂行していくことが必要です。シミュレーション教育でいつも伝えている通り、**「失敗からの学び」をたくさん行ったほうが、成長します。**

　認知科学の視座から、鈴木は「文脈によっては、適切な思考、判断が行われることもある。つまり、一つのタイプのことについて思考する際に、いくつものリソースを持っており、それらが、文脈の性質に応じて顔を出したり、出さなかったりする。いつでもゆらいでいるのである。そしてこのゆらぎが思考をよりよいものに変えていくのである」[2]と述べています。**人間の行動は、おかれた状況下での感情と、その感情の中で行われる思考に左右されます。**「できる」「できない」という目に見える結果の背後に、新人や後輩がどのような感情下で、どのように思考したのか、どのような知識を使ったのかを互いに確認し合い、次に同じような状況に遭遇したときに、この体験をどのように応用すべきかを共有し、「できた」ことも「できなかった」ことも、**体験をきちんと経験にしていく積み重ねが、人の育ちには大切**なのだと思います。

　そのため、指導者には、失敗が学びになるようなリフレクションやフィードバックができる力と、失敗が許されるような学習環境を整える力が必要となります。失敗が許されるというのは、看護の対象に影響しない、新人や後輩の傷にならないということです。そのため指導者には、**新人や後輩の能力をきちんと把握すること、彼らがおかれている状況や心理状態を推測して、対象へ影響が及ぶ一歩手前でサポートする力**が求められるのです。

＊

ここでも最後に、絵本を紹介します。一冊目は、エリック・カールの『はらぺこあおむし』[3] です。読んだことのある方も多いでしょう。生まれたばかりのあおむしが、食欲旺盛に毎日たくさん食べて成長していく姿を描いています。食べ過ぎておなかを壊すところなどは、課題の与えすぎは逆効果というメッセージのようにも思えます。そして、あおむしは、いつまでもあおむしではありません。最後には美しい蝶になります。適度な学習を根気よく続ければ、必ずや立派な看護師に成長してくれます。指導者にできることは、**彼らの将来のモデルとなること、彼らの学習環境を整えることです。**

　もう一冊は、私がサンフランシスコの空港で見つけた Todd Parr の『It's Okay to Make Mistakes』[4] です。It's okay not to know the answer. Asking questions helps you learn. (答えがわからなくても大丈夫。質問することは学びを助けるよ)、It's okay to try a different direction. You might discover something new. (みんなと違う方向を試してみてもいいんだよ。何か新しいことを発見するかもしれないよ)、It's okay to change your mind. Everyone is ready at a different time. (気が変わってもいいんだよ。みんなそれぞれ準備ができるタイミングは違うからね) など、失敗のシーンごとに「大丈夫だよ」と失敗をプラスに受け止められるメッセージや、人と違っていいんだよというメッセージが込められています。そして、最後には、Everyone has "uh-oh" moments. That's how you learn. (誰だって「uh-oh」の瞬間をもっているよ、それが学ぶ方法なんだ) とあります。「uh-oh」とは、失敗したときに口に出す「あちゃ」「しまった」「おっと」などのことです。

　「失敗」は学びの機会です。新人や後輩は、個人差はあっても必ず成長します。**彼らの「できない」をプラス思考で受け止め、「できている」ことを確認し合い、「できる」を目標に掲げて、彼らが主体的に、目標に向かって歩み続けられるように伴走していきましょう。**人間誰でも、一人で頑張り続けることほど苦しいことはないと思うからです。

5) 新人や後輩の能力と、育ちにかかる時間は、一律ではないと心得る

(1) 看護を行ったか、行わなかったかを、日々問い続ける

　「ひとり立ちができない」「ほかの新人よりひとり立ちが遅れている」「年々、ひとり立ちが遅くなる」といった指導者たちの声も多く聞かれます。

　「ひとり立ち」とは何でしょう。デジタル大辞泉によると「他の助けを借り

ずに自分ひとりの力で立つこと」「他の助力なしに、自分の力だけで仕事や生活をしていくこと。独立」とあります。前者は、幼い子どもがひとりで立つことを指しているので、後者の意味であろうと考えます。つまり、「新人や後輩が自分の力だけで仕事を行えること」となります。

　しかし私は、**看護師を育てるうえで「ひとり立ち」という考え方は非常に危険**だと思っています。それは以下の4つの点からです。

1. **看護は自分の力だけではできない**：多職種の力や、時には対象とその家族の力を借りなければ、人の生活を支援することなどできない
2. **周囲と連携・協力しなければ、医療安全は守れない**：どんなに経験があっても、人は錯覚したり、思い違いをしたりと、エラーを起こすもの
3. **先輩のサポートやフォローが減る**：「ひとり立ちできた」という言葉で、先輩たちが看護のモデルを見せる機会が少なくなる。新人や後輩がどのように対象とかかわったのかが見えなくなり、「看護」の意味づけを行う機会も減る
4. **タスク実行の思考になる**：「ひとり立ち」とされた新人や後輩は、「失敗しないように任されたタスクを終える」ことに意識が向く

　「ひとり立ち」という考え方を今すぐやめて、個々の能力をしっかりと見て、その能力に合った指導や教育を継続するという考え方に変えていきましょう。看護師育成の最終ゴールは、**「部署のルーチン業務ができる」や「経過表に挙がっている観察項目の結果がうめられる」**ではないのです。新人や後輩が、日々行ったことについて「どのように行ったか、どのようにかかわったか」それらは「看護であったか、看護でなかったか」を自らに問い、または指導者と一緒に問い、「看護であること」の経験を心のノートに書き足していくような、そんな支援をしてほしいのです。心のノートでなくてもいい、本当のノートに、その日行った看護やその日の学びと課題をひとつでも書いて1年間を過ごしたら、きっと成長が見えると思うのです。

　薄井の言葉で学びましょう。「看護としてはそのとき・そのときを整えていく、そしてその連続を可能にすればよい状態をもたらすことができると思うのです。反応がないというのは一回こっきりの声かけでやめたり、せっかちに評価を求めるからではないでしょうか」[5]。

　対象をよい状態にもっていくのも、新人や後輩たちを「看護師」にしていくのも、簡単なことではありません。しかし、そのとき、そのときで看護師としての思考を確認し、看護としての意味づけをしながら「整えて」、せっかちに評価をせず、繰り返し、繰り返し指導していくことしか、看護師を育てる道はないと思っています。

6）2年目以降の後輩指導は、新人指導より重要と心得る

（1）タスク重視の「点灯人」になっていないか？

　看護師の1年目は忍耐の年、2年目は不安と慣れの危険な年、3年目以降は……？　どんなに経験を積んでも、「これでよし」はあり得ません。2年目以降、同じ部署で同じような作業を繰り返していれば、表面的に業務を行うことは誰でもできるようになります。物事を批判的に考えなくても、体が自然に動きます。以前、アルバイトをしていた病院でこんなことがありました。

　中心静脈ラインの交換日のこと、常勤看護師が次から次へと事務的に、ベルトコンベアーのように作業をしているのです。ふと疑問に思い、「どうして、この人は食事が始まらないの？　飲み込みもいいし、むせないし。肺炎はよくなったし、もう退院でしょ。中心静脈ラインは感染の原因にもなるし、終わりにしてもいいように思うけど」と聞いたところ、「そうですね。でもうちは、高齢の患者には、退院まで食事は出さずに中心静脈ラインでいくことになっているから……。みなさんそうなんで」と黙々とライン交換を続けていました。「えっ！　何も考えていない！？」

　こんな光景もありました。朝の食事を経管チューブから滴下している患者に、次から次へと気管カニューレを交換しているのです。「食事が終わってから行わないと、咳嗽反射で嘔吐したらどうするの？」と聞いたところ、「あ〜、大丈夫ですよ、植物状態が長いので……いつもこの時間にやって、夜勤が全員分を交換して帰ることになっていますから」と。「えっ！　専門的知識はど

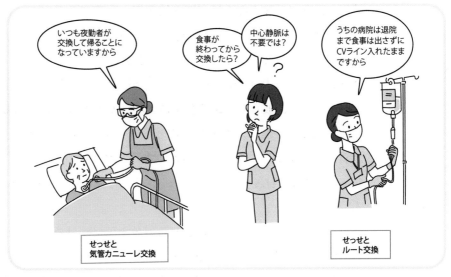

>> 看護って、これでいいの？

こにいった！？」

　これこそ、『星の王子さま』に出てくる点灯人だ、と思いました。愛するバラと喧嘩して、星を出て旅をする王子の物語です。王子は7つの星を旅します。ひとつは地球ですが、それ以外の星で王子が出会う6人は、大人が陥りやすい問題点を擬人化したものです。その中の一人が点灯人であり、王子とのやりとりは、まさに「考えない看護師たち」を描いているようです。

　王子さまは星に着くと、敬意をこめて、点灯人にあいさつした。「こんにちは。どうして今、ガス灯を消したの？」「そういう指示なんだ」点灯人は答えた。「おはよう」「指示ってなに？」「ガス灯を消すこと。こんばんは」そしてまたガス灯をともした。「どうしてまたつけたの？」「そういう指示なんだ」と点灯人。「わからないよ」と王子さま。「わかる必要なんてない」点灯人は言った。「指示は指示だ。おはよう」そしてガス灯を消した[6]。

　星の自転が早くなり、点灯人は1分ごとにともす—消すを繰り返し、休みたいとぼやきつつ指示に忠実に従っています。そんな点灯人を見て星の王子さまは「人は指示に忠実であっても、なまけ者ということもある」[7]と感じたのです。

　どうですか？　何も考えずに、医師の指示にただただ忠実な人はいませんか？　忠実にタスクは行っていても、<u>「看護師として考えること」</u><u>「看護独自のケアを提供すること」</u>を怠けてはいないでしょうか？

（2）「手」をかけた後は、「心」をかけ続ける

　業務が何となく行えているようでも、「できた・おしまい」としないことです。特に、**2年目以降の指導的なかかわりこそが、後輩を専門職としての「看護師」に育て、ゆくゆくは有能な管理者へと育てる**のです。後輩たちは、せいぜい10年目くらいまでは未熟な面をもっていると思ってください。そう思えば、すべての後輩が気になりませんか？

　新人にはかなり手がかかるでしょうが、2年目以降となれば、手をかけるよりも、常に、<u>彼らが学ぶ機会を逃さないように「心」をかけ続けること</u>が重要です。この後輩に、大事な患者を任せられるのかという視点で、彼らの行う看護に心をかけてもらいたいのです。未熟な面があると、自分が無意識に行ったことが「看護」であったのか、なかったのか、気づけないかもしれません。

　具体的には、後輩たちがかかわる対象を気にかける、ケアが行き届いているのか実際に見に行く、情報はとれているか、情報は正確か、きちんとアセスメントができているかを確認することです。**後輩のインシデントは、それ**

を防げなかった先輩の責任だと思ってください。何年経っても、後輩たちに、新人と同じような気持ちで指導的にかかわってください。

　看護のエキスパートを育てることは、そんなに簡単ではないのです。看護の対象は人ですから、対象ごとに生活があります。疾患の知識、生活や文化への理解、いろいろな知識や概念を今目の前で起きていることとつなげて考えるようになる、自らの思考を他者に説明できるようになる（思考発話）、「メタ認知」を働かせて現象への正確な対応を考えられるようになる、ここに達するまでには、たくさんの時間と経験が必要です。その時間は個々の能力に応じて定まるので、「〇年目だから大丈夫！　任せられる！」と考えるのはとても危険なのです。

　看護師の真の「ひとり立ち」など、本当はないのかもしれません。千差万別な人を目の前にして、その対象のニーズに合った対応を見つけ、他者と協働しながらその人をどのように支えるのかを考えていくのですから、ここまで育てばよいというゴールがないのかもしれません。

　看護師は常に学び続け、リフレクションをして前に進む。そんな仕事だと思っています。ゴールも、ひとつだけの答えもない、だから**思考を「爆発」させることができる醍醐味がある**のだと思っています。以下はナイチンゲールの言葉です。

　「知識を学んでいくにつれ、（中略）慌てる必要がないことも学び、自分自身や周りの環境について忍耐力をもつことも学んでいきます。それゆえ私たちは、学んでいくにつれより自己を律することができ、自分が置かれた場所での仕事により満足するようになり、仕事の結果ばかりを気にするより、今自分に与えられている仕事の責任を十分に果たしたいと、より強く思うようになります」[8]。

　後輩も先輩も学び続けることで、自らの仕事の責任を果たしたいという能動的な気持ちが出てくるものなのだと感じませんか？

（3）自分で考えて試行することを促し続ける

　ここで、２年目以降の看護師を育てることにつながる絵本を紹介します。シルヴァスタイン作・村上春樹訳の『はぐれくん、おおきなマルにであう』[9]です。かつて刊行された『ビッグ・オーとの出会い』（倉橋由美子訳）の別訳版です。

　マルの一部の「はぐれくん」は、くさび形をしています。自分とぴったり合って転がっていける、どこか欠けているマルを探していましたが、なかなか出

会えません。やっと相手をみつけたと思っても、うまくいきません。はぐれくんは、自分とぴったり合う相手を待ち続けます。そんなはぐれくんの前に、完全なマルが現れます。完全なマルは、自分は欠けたところがないので、はぐれくんがはまるところはないと話します。そして、「たぶん自分だけで転がれるよ」とはぐれくんに話すのです。はぐれくんは、「自分には角があるから転がれない」と言うのですが、完全なマルは「試してみて、転がっているうちに角はとれる」と言って立ち去ります。しばらくして、はぐれくんは、頑張って転がろうとします。最初はバタンバタンと倒れている感じが、そのうちに、角が取れて、くさび形からマルになってスムーズに転がれるようになります。ついには、完全なマルと再会して一緒に転がっていくという物語です。

　2年目は、まだ、受け身で、先輩の指示や支援を待っている存在かもしれません。**自分で思考して判断して看護するには、まだまだ未熟なところがある**と思うのです。そこで手を放すと、受け身のまま（指示待ち人間）で終わるかもしれないなあと物語を読んで感じました。ぎこちなくても、**自分で考えて試行することを繰り返すように促し続けていく周囲のサポート**があってはじめて、看護師としての思考過程を踏めるようになると思うのです。

(4)「できる」「できない」のタイプを見極める

　ではここで、2年目・3年目の看護師の中で、日頃の仕事ぶりから「まあ、よく動けている」と思う後輩をイメージしてみてください。私は、「できる」には3つのタイプがあると考えています（表Ⅱ-1）。「A3：知識は十分にあり、できる」を目指したいのですが、「B3：知識が不十分だが、できる」や「C3：知識がないが、できる」が紛れていませんか？

　たとえば、糖尿病の患者がよく入院してくる病棟で、インシュリンの皮下

■■表Ⅱ-1 「できる」「できない」のタイプ

	1：できない	2：一部できる	3：できる
A：知識十分	A1 知識は十分あるのに、できない	A2 知識は十分あるのに、一部しかできない。サポートが必要	A3 知識は十分にあり、できる
B：知識不十分	B1 知識が不十分で、できない	B2 知識が不十分で、一部しかできない。サポートが必要	B3 知識が不十分だが、できる
C：知識なし	C1 知識がなく、できない	C2 知識がなく、一部しかできない。サポートが必要	C3 知識がないが、できる

注射はかなりの経験をしており、「皮下注射はできる」看護師がいたとします。ある日、検査で食事を止めている患者に、ルーチン業務として食前の時間に超即効型のインシュリンを皮下注射したとします。インシデントですね。たしかに皮下注射はできますが、知識は不十分な例です。

「できる」「できない」には、タイプがあります。後輩たちが、表Ⅱ-1のどのタイプか見極めてください。2年目以上の経験のある看護師の中には、「知識を現場の現象に応用して思考する」という思考過程がまだ踏めていないのに、「もう○年目だから」と、放置されている例がたくさんあると思うのです。何となく業務はできるというだけで、個々の後輩の思考と技術をアセスメントせずに指導の手を緩めては、看護師の思考は強化されずに、成長を止めてしまうことになります。<u>**2年目以降の指導は、新人の指導以上に大切である**</u>ことを忘れないでほしいのです。

7）「現場は忙しい」「OJTで指導の時間はつくれない」は通用しないと心得る

　　OJT（On the Job Training）とは、仕事をしながら行う指導のことです。

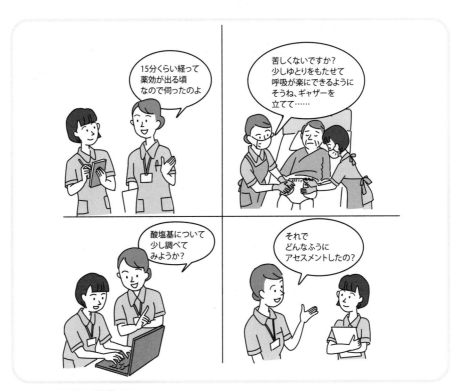

>> 日々のOJTで指導する

看護師の仕事は、当然「看護」をすることですから、「看護」をしながら指導するのが看護師の OJT です。特別に指導の時間をつくるのではなく、対象に看護を提供しながら指導するのです。

あなたの看護を見せて、廊下を歩いているちょっとした時間で、**指導者が頭の中で考えたことを筋道立てて、簡潔に説明（思考発話）**しましょう。新人や後輩が報告に来たときに、**彼らのアセスメントを問い、行ったことに関連する知識を発問する、一緒にちょっと調べてみる、簡単に説明しながら（思考発話）手を動かす、ケースカンファレンスで思考過程を強化する、サマリーを読んでアドバイスする**。そして、**申し送りを学びの場にする**。臨床での指導とは、そういうものです。

私が新人の頃は、3 人で日勤、2 人で夜勤という体制でしたが、先輩の動き方や看護記録のアセメントの書き方から日々学んでいました。勤務中に、一緒にケアに入ってくれたり、私が書いた看護記録へのアドバイスが付箋でつけられていたりと、先輩たちは、自分の受け持ち患者の対応の合間に、新人である私の受け持ちにも心をかけて、私のケアや記録を見ては、いろいろと指摘してくれました。

「はい、これから指導します」と特別に時間をつくる暇などありませんでしたが、看護しながらの発問や声かけで、たくさんの指導をしてくれていたと感じます。OJT は、対象に看護を提供しながらトレーニングするものです。**「忙しい」は、指導ができない理由にはならないのです**。工夫次第で、どんなふうにも指導はできます。今ある状況の中で指導するにはどうしたらいいのか、指導者が考えることが重要です。

引用文献

1）Todd Parr：It's Okay to Be Different. Little Brown；2009.
2）鈴木宏昭：教養としての認知科学. 東京大学出版会；2016. p.252.
3）エリック・カール著，森比佐志訳：はらぺこあおむし. 偕成社；1994.
4）Todd Parr：It's Okay to Make Mistakes. Little Brown；2014.
5）薄井坦子：何がなぜ看護の情報なのか. 日本看護協会出版会；1992. p.36.
6）サン・テグジュペリ著，河野万里子訳：星の王子さま. 新潮文庫；2006. p.72.
7）前掲6）. p.75.
8）フローレンス・ナイチンゲール著，早野 ZITO 真佐子訳：ナイチンゲールと「三重の関心」―病をいやす看護，健康をまもる看護. 日本看護協会出版会；2020. p.14.
9）シェル・シルヴァスタイン著，村上春樹訳：はぐれくん、おおきなマルにであう. あすなろ書房；2019.

X・Y・Z世代そしてα世代

X世代とは、1965～1980年頃に生まれた人々のことで、2023年現在で43～58歳くらいを指します。前世代のベビーブーマーよりもつかみどころのない、未知なる世代ということで「X」と表現されました。彼らは、Z世代の子どもをもつ世代です。1992年頃にインターネットが本格的に普及し、情報化が急速に進み、X世代はアナログ環境からデジタル環境への変化を経験しているので、「デジタルイミグラント」と呼ばれることもあります。臨床では、おおむね師長などの管理職にあたるでしょう。

Y世代とは、1980～1995年頃に生まれた人々のことで、ミレニアル世代とも呼ばれます。2023年現在で28～43歳くらいです。Y世代は、バブル崩壊後の就職氷河期を経験したロストジェネレーション世代末期～プレッシャー世代～ゆとり世代にあたります。X世代と異なり、幼少時代からインターネット環境が整っていたため、「デジタルパイオニア」ともいわれます。世代内でもデジタル環境は異なり、Y世代前半は、携帯電話がまだ普及しておらず、ポケベルが全盛期だった時代です。Y世代後半にスマートフォンが普及し始めてからはSNSの利用も活発になっています。生まれたときからデジタル環境にあるZ世代とは異なります。

彼らの特徴は、親世代と同様に新聞や雑誌などの紙媒体から情報を収集する場合も多く、複数の媒体をバランスよく活用します。また、高度経済成長期やバブル期に生まれ、経済的な変革期を経験していますから、物質的な豊かさに価値をおく傾向があるともいわれます。自己主張や個人的な成功を重視する傾向がある一方で、家族や地域社会との結びつき、ワークライフバランスを大切にするという点もあるようです。臨床の指導者が、このY世代にあたるでしょう。

Z世代とは、1995～2012年頃に生まれた人々のことで、2023年現在で11～28歳くらい、Y世代に続く、ポストゆとり世代です。新人や後輩たちはこの世代にあたります。Z世代は、生まれた時点でインターネットが利用可能であった、人類史上最初の「デジタルネイティブ」世代です。インターネットを利用することは彼らの日常であり、パソコンよりもスマートフォンを使いこなし、生活の一部となっています。SNSなどで発信し、ネット上で友人と交流するなど、表現や他者とのコミュニケーションの図り方もずいぶん変化しています。

Z世代は、多様性やダイバーシティを社会が重視してきた中で育っており、自身の価値観を大切にするのも特徴のひとつのようです。また、多くは、幼少期からリーマンショックやコロナ禍による不況を経験しています。離職や副業への抵抗感が薄いともいえます。

私は、親から、何が何でも「石の上にも三年」と言われて、新人の頃を過

ごしましたが、多様な考え方を受け入れていく現代においては、これだけではだめですね。新人や後輩たちに長く勤めてもらいたいのであれば、日々、仕事に「看護」の意味を乗せて、彼らが「看護師としての成長」を感じられる職場、「看護の喜び」を見出せる職場にしていくことが大切なように思えます。

　さらに、Z世代の次は「α（アルファ）世代」と呼ばれています。一般的に2010年代以降に生まれた人々を指します。Zはラテン文字の最後にあたり、次がないので、ギリシャ文字の最初のαが採用されました。この世代は、Society5.0の社会で育つ世代となるでしょう。現実空間と仮想空間が一体となり、さまざまな社会問題の解決と経済発展を実現していく社会です。現実空間の情報がセンサーやIoT機器を通じて仮想空間に集積され、このビッグデータをAIが解析して現実空間に還元していくでしょう。この世代では、AIロボットナースと協働することになるかもしれません。

＊

　X・Y・Z・α世代について説明してきましたが、これらは、おおざっぱに、各世代の傾向を示したものです。各世代がどのような社会で育ってきたのかという点を理解するのには役立ちますが、○○世代だからいけないとか、○○世代だから通じない、などのように、新人や後輩たちを世代でひとくくりにしてとらえるのではなく、世代の傾向を理解したうえで、個人の特徴をしっかりとつかんで、指導や支援にあたるようにしたいものです。

人の思考とは

1）「抽象のはしご」をうまく昇降する

　第1章の冒頭で、本書では、対象に技術を提供する能力ではなく、技術提供を支える土台、つまり、看護師が専門職としての実践力を発揮する部分である「<u>看護師の思考過程</u>」に焦点をあてると説明しました。

　ここでは、そもそも<u>人の思考とは何か</u>を考えてみましょう。「思考」について、デジタル大辞泉では以下のように説明されています。

> 1　考えること。経験や知識をもとにあれこれと頭を働かせること。
> 2　哲学で、広義には、人間の知的精神作用の総称。狭義には、感覚や表象の内容を概念化し、判断し、推理する知性の働きをいう。
> 3　心理学で、感覚や表象の内容を概念化し、判断し、推理する心の働きや機能をいう。

　「表象」という言葉には、なじみがないかもしれませんので、少し「思考」から離れて説明します。表象とは、心理学では、**外の世界における事物を表す心の中の表現**です。国語辞典では、何かを表す「シンボル・記号・表記」などと説明されています。

　たとえば、今私は、コーヒーを飲もうとマグカップをイメージして、「コップ取って」と母に言います。そうすると母の中にあるコップの表象（イメージ）で、コップを取って渡してくれることになります。それが湯飲み茶碗だったとすると、私のイメージしたマグカップとは異なりますね。何か飲み物を入れるもの、マグカップ、ワイングラス、湯飲み茶碗などの**共通性を取り出して「コップ」という言葉（記号）に置き換えることを「概念化」**といいます。

　第4章1で「一般意味論」について紹介しますが、私のイメージしたコップを正確に伝えるには、「言葉」を足す必要があります。「黄色くて表面に猫の絵が描いてあって、持ち手に小さな猫がついている、ホットコーヒーを入れるマグカップを食器棚の一番上から取って」と言えば、私のコップのイメージと母のコップのイメージが一致しますね。

一般意味論では、具体的に言葉を足して説明していくことを「抽象のはしご」を降りていく、と表現します。逆に、**「抽象のはしご」を昇ると概念に近づき抽象度は高まります。**「抽象のはしご」は、いつでも降りて具体的にすればよいというものではなく、おかれた状況と相手によって昇り降りする必要があります。たとえば、私が急須で自分と父の湯飲み茶碗にお茶を注いでいたとします。そのとき母が部屋に入ってきて、「私も、もらおうかしら」という場面では、「コップとってもらえる？」で通じるでしょう。

　このように、状況に応じて「抽象のはしご」の昇降を意識すると、新人・後輩だけでなく、多職種とのコミュニケーションや指導、医療安全の場でも役立ちます。「まったく、ひと言足りないんだから……」これは、ある状況下で正しく「抽象のはしご」を使えていなかったということです。

2）4つの思考のタイプ： 「推論」「問題解決」「意思決定」「アナロジー（類推）」

　さて、「思考」の意味に戻りましょう。「思考」とは、簡単にいえば「考えること」です。新人や後輩がミスをしたとき、「全く考えていない」「考えればすぐわかるのに、どうして考えないのか、今どきの人は！」との声も耳にします。「思考停止！」なんていう表現もあります。そして、「ちゃんと考える人を育てるには、どうすればいいのですか？　おしえてください」と研修を要望されます。「教わるのではなく、自分で考えることをおすすめします！」と言いたいところです。

　私は、「考えていない人」なんていない、というのが本音です。たとえば、朝起きて、ベッドから出て、着替えて、化粧をして、愛犬モモの散歩に行くという私の朝の行動で、私は考えていないのでしょうか？　また、寝坊したときに時計を見て、「まずい、遅刻だ！　9時から授業なのに！」という場面はどうでしょう。まずいと感じている、遅刻だと現象をとらえている、飛び起きて准教授に連絡をとる、というようなことは、脳が機能しなければ（考えなければ）行動に移せませんから、これらを瞬時に「考えて」いるでしょう。また、朝のルーチンにおいても、「考えている」と意識はしないものの、私の脳は停止しているわけではありません。

　「考える」「思考」とは、実は脳の中で、**無意識レベルで処理されていることが大半**なのではないかと思えるのです。それがよいか悪いかは別として、**行動をしているのであれば、何かしら、考えてはいる**、と思うことにします。

みなさんが「考えてない」と言うときは、おそらく、「**看護の専門職として考えていない**」ということでしょう。しかし、「考えてない」と新人や後輩の「考え」を否定するのではなく、思考のメカニズムを学び、彼らの「考え」を「看護師の思考」とするにはどうすればよいかを「考える」べきだと思うのです。

そんなことを思いながら、大学・大学院時代の恩師、福沢周亮先生の「心理学」「言語心理学」の講義で、自分が書いたノートを読み返してみました。そこには「言語を奪うことはその人の思考を奪うこと、日本統治下の朝鮮での日本語強制、沖縄のうちなーぐち禁止、方言札で立たされる、を思考との関連で考える」とメモされていました。

そして、ある学会の学術集会で、座長をするために演者の著書をひもといていたら……目からうろこが落ちるような衝撃を受けました。それは溝上慎一先生の『インサイドアウト思考』で、私の中ですっきりいかない「思考」について「認知科学」の視座から説明してあり、読み進めていくうちに腑に落ちたのです。

「**思考とは、情報処理プロセスにおいて働く認知機能の一つであり、ある状態を作り出す働き、ないしはそれに向かうプロセスを指す**」[1]とあり、図Ⅱ-1のような認知的な情報処理プロセスモデルが示されていました。

図Ⅱ-1を見ると、人は環境からの情報を「感覚・知覚」で入力し、対象となるものに「注意」を向けて、「記憶」されていたものと関連づけて「思考」し、思考したことを「言語」化しながら「思考」して、最終的に「言語」で環境に出

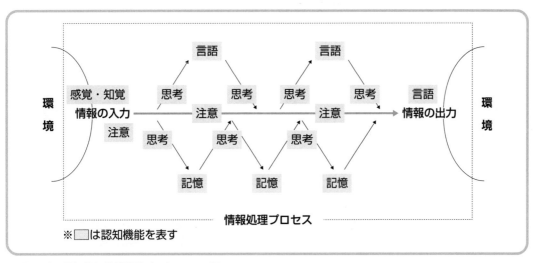

●●図Ⅱ-1　認知的な情報処理プロセスのモデル
(溝上慎一：学びと成長の講話シリーズ第4巻. インサイドアウト思考―創造的思考から個性的な学習・ライフの構築へ. 東信堂；2023. p.10 より)

力しているプロセスがわかります。「**考えることができるように指導する**」ためのヒントを得たように思えました。思考のタイプはいろいろありますが、主に「**推論**」「**問題解決**」「**意思決定**」「**アナロジー（類推）**」の4つです。溝上はアナロジーについて、「平たく言えば、よく知っていることから連想して、知らないことを考えたり理解したりすることである」[2]と説明しています。

　例を挙げましょう。Frank-Starling（フランク・スターリング）の法則はご存じですか？　心臓の収縮力と心拍出量の関係を示す法則で、心室内に血液量（前負荷）が増大すると心室（心筋）が引き伸ばされ、その反動で心収縮力が強くなるというものです。看護学生1年生には、図II-2のようにパチンコのゴムを心筋として、ゴムを引く力が弱いと玉は遠くに飛ばない、ゴムを引く力が強いと玉は遠くに飛ぶ、と説明します。そして、ゴムを引く力が強いというのは、心室に血液がいっぱい入っていて心筋（ゴム）が強く引き伸ばされた状態なので、玉が遠くに飛ぶように心室から出る血液（心拍出量）が多いということだと説明すると、かなり理解してくれます。

　人は、「推論」「問題解決」「意思決定」「アナロジー（類推）」のような思考のタイプを使いながら、環境から入力された情報を処理していくのです。看護でも同じですね。心身の状態を推論したり、問題を解決するために看護計画を立案したり、状況によっては、意思決定（判断）も迫られます。また、過去の経験から今起きている状況を類推したりして、仕事をしているのです。

　ですから、新人や後輩を指導する際には、**彼らの情報の入力に問題があったのか、情報を処理して出力するまでの思考のタイプで何かうまくいかなかったのかを分析する必要がある**のです。どの思考のタイプを使う場合にも、知識と経験が必要です。

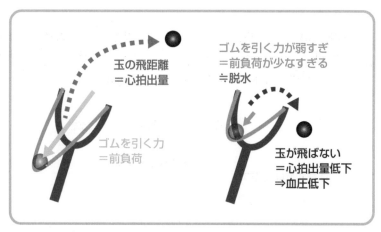

●●図II-2　ゴムを引く力でフランク・スターリングの法則を理解させる

3）「論理的思考」と「批判的思考」

　さて、4つの思考のタイプとは異なる思考様式として、看護でも指導や教育の際に重要視されている「**論理的思考**」と「**批判的思考**」について少し説明をしておきます。私の著書『臨床実践と看護理論をつなぐ指導』でも触れていますので、そちらもご参照ください。

　論理的思考と批判的思考について、溝上は、図Ⅱ-1 の「**終点（情報の出力）から手前の情報処理プロセスを分析的に遡って、起点から終点までの情報処理プロセスを問題とするもの**」[3] として、思考の代表だと説明しています。

　また、野矢は論理について、「思考の本質はむしろ飛躍と自由にあり、そしてそれは論理の役目ではない。論理はむしろひらめきを得た後に必要になる。ひらめきによって得た結論を、誰にでも納得できるように、そしてもはやひらめきを必要としないようなできるだけ**飛躍のない形で、再構成しなければならない。なぜそのような結論に達したのか。それは、まだその結論に到達していない人に向かって説明しなければならないのである**」[4] としています。

　下のイラストのような場面、よくあると思いませんか？「結局なに？　わかるように説明して！」というシーンです。看護師の報告、記録、サマリーなどで、起こったことや考えたことなど紆余曲折したプロセスを延々と伝えても、本質が伝わりません。つまり、**行ったこと、考えたことを、そのまま経時的に伝えるのではなく、それらを筋道立てて再構成する思考が「論理的思**

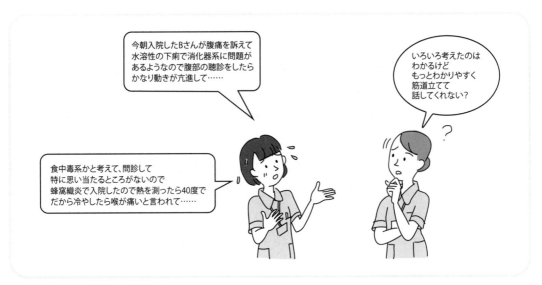

>> 論理的にお願いします

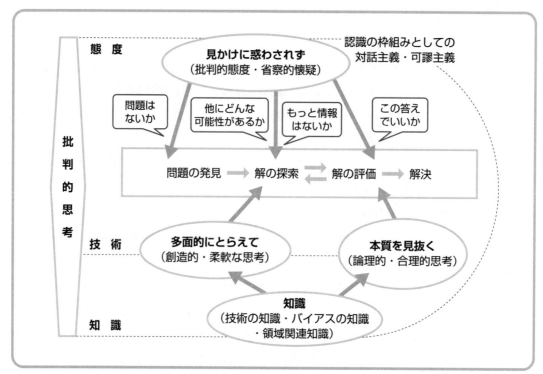

●● 図Ⅱ-3　批判的思考の概念図

（道田泰司：メタ認知の働きで批判的思考が深まる．現代のエスプリ．2008；497：61 より）

考」ということです。申し送りがだらだらと長いのは、論理的思考が使われていないからですが、だからといって申し送り自体を廃止すれば、論理的思考を養う機会まで失うことになると考えています。筋道立てて他者に伝える申し送りや、報告・相談・記録・サマリーの指導は、論理的思考を養う絶好の機会といえるでしょう。

　次に**批判的思考**です。鈴木は「批判的思考とは、**自らの、また他者の主張が、妥当なものであるかを吟味する思考活動である**」[5]と説明しています。また、道田の概念図（図Ⅱ-3）[6]も、この思考をわかりやすく伝えてくれます。つまり、日頃「根拠は？」「その指示、本当に正しいの？　ほかに方法はないかしら」「新人のアセスメントで大丈夫かしら？　観察と根拠が薄いよね」などと言うときに働いている思考です。この**批判的思考は、日常の思考とは異なり、かなり意識を集中させないとできない**ものです。また、批判的思考の際には根拠の確かさも検討するので、知識が相当に必要となってきます。アセスメントを強化することは、批判的思考を強化することにつながると思っています。

4) 認知的な情報処理のプロセス

　再度、図Ⅱ-1（p.57）をご覧ください。「思考」は認知機能のひとつです。**情報の出力に至るまでにはさまざまな認知機能が関与しており、それらの能力を意識的に鍛える力を指導者がもたなければいけないということです。**これは難しいかもしれない、と私も少し弱気になりましたが、ここでは**「共育」**という考え方に立ってはどうでしょう。私もみなさんも、新人や後輩を指導しながら共に育つのです。みなさんの思考も、今以上に強化されると思います。「一緒に育てばいい」と思うと、気持ちが楽になりますね。

　下に示す場面は、抗生剤の点滴開始10分後に、看護師が患者を観察するためにベッドサイドを訪れたところです。ここでの情報処理のプロセスを考えてみます。

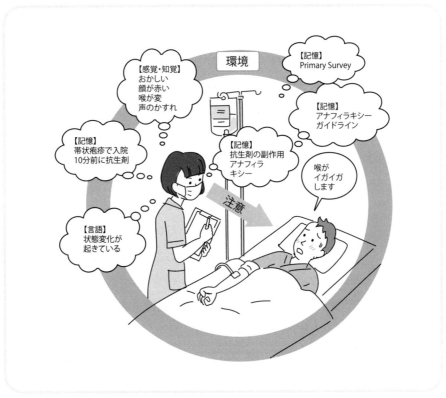

>> ベッドサイドでの情報処理過程（思考のプロセス）

（1）環境からの入力

　環境から「感覚・知覚」で情報を収集し、入力する、これが看護師の「情報収集・観察」です。この段階では、帯状疱疹や抗生剤の知識などの「記憶」されている専門的な知識と、「感覚・知覚」で得た情報とが結びつき、「何か状態変化が起きている、副作用の出現か？」と、頭の中で「言語」にしています。

　次に「記憶」から抗生剤開始後の副作用の出現時間や症状、アナフィラキシーショックの知識、過去の同様な経験などと結びつけて、推論・問題解決・類推的な「思考」を行い、「嗄声、咽頭の違和感、血圧低下……アナフィラキシーショックが起きているのかも」と「言語」にして、初期評価やアナフィラキシーショックの知識と結びつけながら「思考」を進めていきます。

（2）環境への出力

　ナースコールで「抗生剤開始10分後に、アナフィラキシーショックと考えられる○○な症状が出現しています。救急カートを持って応援をお願いします。医師にもコールをお願いします」と「言語」で出力することになります。この段階では、応援を呼ぶという「意思決定」、わかりやすく伝える「論理的思考」、過去の経験との「類推」が働くかもしれません。

　このように、きちんと情報処理を進めていくには、患者を含めた「環境」に自らの「注意」を絶えず向けておく必要があります。注意散漫では、知覚も思考も十分にできないからです。

5）フローを引き出す指導で「注意」を向けさせる

　次に示す場面は、私が撲滅したい「時間切迫・多重課題シミュレーション」です。もし、行っている施設があるとしたら即座にやめることをおすすめします。なぜなら、このシミュレーションは環境から入力する情報が乏しく、時間切迫ですからじっくりと情報処理を進める余裕もありません。記憶を探って現象と結びつけたり、類推したりして、それを言葉として理解して、「だから、何が起きて、自分はどうすればいいのか」を判断することができないのです。そこに意識を注ぐこと（注意）もできない状況に追い込んで、課題を畳みかけているといえます。

　「指導の心得：7か条」の「4・5」に立ち返っていただきたいと思います。また、私の著書『臨床実践と看護理論をつなぐ指導』にも書いていますが、**経験や知識の乏しい初学者に体験から学んでもらう際には、フローを引き出す指**

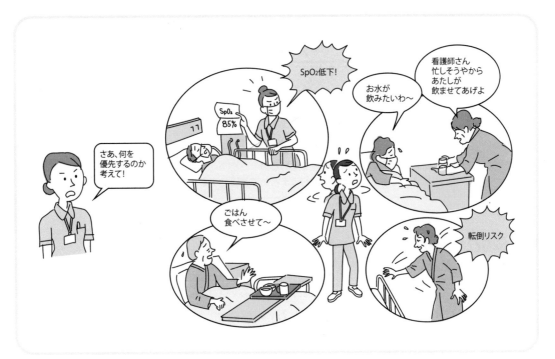

>>時間切迫・多重課題シミュレーション

導を考えてほしいのです。フローとは、心理学者のミハイ・チクセントミハイ
の説です。自分の能力では少し難しいような課題（でも頑張ればできる）に取
り組むときに、時間を忘れて課題達成に没頭するという状態のことです[7]。
**このフローを引き出す指導というのは、情報処理のプロセスで大切な「注意」
を環境に向け続けることと同じ**だと思います。ある訴えに注意が向いて考え
ようとしているのに、すぐに、違う患者が早急な要求をしてくる、などとい
う状況で、「考えて！」は本当に酷です。

　また、このように課題が重なる状況に新人がおかれているとしたら、新人
の能力に合わせた患者割り振りではなかったということになります。つまり、
課題が同時に重なるような患者を割り振った先輩のミスです。新人の能力を
配慮していたとしても、課題が重なったときには、「まずは患者Aさんの訴
えに対応してね、BさんCさんは私が対応します」というふうに、**多重課題
となった状況をすかさず整理するのが先輩の役割**です。そして、新人が行っ
たAさんの対応について、短い時間でも一緒に振り返り、体験に意味づけをし、
必要とされる知識を確認します。先に引用した薄井の言葉（p.46）を思い出
してください。「そのとき・そのときを整える」その連続が大切なのです。

　思考とは、「情報処理プロセスにおいて働く認知機能の一つであり、ある状
態を作り出す働き、ないしはそれに向かうプロセス」でした。そして、そこで

「注意」を向けて、「感覚・知覚」を使って情報収集し、情報を処理して出力するために、「記憶」と「言語」を用います。ですから、「思考力」を伸ばすには以下の力が必要なのです。

---

①何が看護の情報なのかに関連する、生活や健康に関する専門的な知識を記憶する力
②①に基づいて情報を収集する力
③収集した情報と記憶している知識を結びつけて推論し、問題解決などを思考する力
④思考を言語化して情報処理を進める力
⑤最終的に考えたことを論理的にまとめて言語化するための、書く力・話す力

6）環境から何をとらえ、看護に必要な情報にするか

　ナイチンゲールは、看護師に教えるいちばん重要なこととして「観察」を挙げています。**情報処理の「入力」の部分で、看護師の「感覚・知覚」を磨く**ことがとても大切だといえそうです。

　新人や後輩は、1人の対象を十分に観察できていますか？　SpO_2だけでなく呼吸回数も測定していますか？　呼吸音は背部でも聴取していますか？　オムツをつけている方の、オムツの中と臀部の皮膚の状態を毎回確認していますか？　寝たきりの方の後頭部に触れていますか？　1人の患者の全身を観察することも、立派な多重課題です。そこができていないのであれば、時間切迫〝困らせ〟シミュレーションではなく、人をとらえる力や観察する力をトレーニングすることです。

　「思考」とは何かを考えたとき、行きついたのは、まずは、環境から何をとらえて、看護に必要な情報にするかという図Ⅱ-1（p.57）の「入力」の部分の重要性です。「思考力」を伸ばすには、まずは、そこから始める必要がありそうです。「指導の心得：7か条」の「4」では、人はゆらぎながら成長すると説明しました。「6」では、2年目以降の後輩たちを過信しないで、とお願いしました。鈴木は、「人間はさまざまなタイプの思考を行うことで場面に応じた適切な判断、行為を生み出すことができる。前提として与えられる情報から明示的には述べられていない情報を生み出したり、いくつかの事例から共通項を探し出したり、類似した過去の経験から現場にとって有益な情報を作り出したりする。また、問題が一挙に解けない時には、暫定的な目標を立てて探索を行ったり、問題の見方をかえてチャレンジしたりする。しかしこの思考は穴だらけである」[8]と、**人の思考には素晴らしさがある一方で、穴だらけだと指摘**しています。

たしかに、記憶があいまいになること、間違った知識を覚えていることもありますし、物事の見え方・聞こえ方など、知覚から受け取る情報によって錯覚することや、勘違いもあります。全体をとらえられずに部分に意識が集中して、一部の情報で「入力」から「出力」に至り、誤る場合もあります。

　今まで、みなさんが経験してきたインシデントを思い返せば、経験年数を問わず、人の思考の弱さには思い当たる節があるのではないでしょうか？医療の現場は、人々が命を預けるところです。**できる限り多くの確かな情報を収集し、さまざまな思考のタイプや様式を使おうとする日々の努力が、思考を強化していくことにつながる**のだと思います。

　ここでは、人の「思考」に着眼して考えてきましたが、「思考力を強化」することは、決して新人や後輩だけに必要なわけではないこと、指導者のみなさんも、ともに自らの「思考」をリフレクションして、磨き続けることが、一看護師としてとても重要であることを感じます。

引用文献

1）溝上慎一：学びと成長の講話シリーズ第4巻. インサイドアウト思考—創造的思考から個性的な学習・ライフの構築へ. 東信堂；2023. p.10.
2）前掲1）. p.18.
3）前掲1）. p.37.
4）野矢茂樹：哲学教科書シリーズ. 論理トレーニング. 新版. 産業図書；2006. p.1-2.
5）鈴木宏昭：教養としての認知科学. 東京大学出版会；2016. p.198.
6）道田泰司：メタ認知の働きで批判的思考が深まる. 現代のエスプリ. 2008；497：59-67.
7）阿部幸恵：臨床実践と看護理論をつなぐ指導. 日本看護協会出版会；2021. p.124.
8）前掲5）. p.251.

「プロセスレコード」の研修は
指導者にも効果的！

　プロセスレコードとは、看護師として熟練した人間関係を学ぶための方法で、患者と看護師の間に起こる会話やそれぞれの反応・行動を記録して分析・考察していきます。みなさんも、学生時代に精神看護学実習で取り組んだことがあると思います。

　プロセスレコードは、患者—看護師関係を中心に理論を構築したペプロウが考案しました[1]。ある場面の「患者の反応」と「看護師の反応」を思い出して書き出し、患者との関係性に焦点を当てて内省します。その後、オーランドにより改良され、広く用いられる理論となりました。

　オーランドの理論は「看護過程理論」と呼ばれ、患者と看護師のやりとり

のプロセスは、「患者の言動」「看護師の感じたこと・考えたこと」「看護師の言動」という３つの要素に整理されています。オーランドは、看護師の反応を「思考」と「感情」で詳細に検討し、それらを率直に「言動」として表現できたかを分析します。すなわち、「看護師自身が自己の内面と一致する言動を表現できること」を目指しているのですが、これは、看護師が内面を率直に表現できることが、患者が自分のニードを言語で率直に表現できるよう促す援助につながると考えていたからです。

　同様にヘンダーソンも、「看護師が患者の行動についての自分の解釈を患者と共有するならば、彼女の患者行動理解は非常に有望である。たとえば看

■■表1　プロセスレコードの例

患者情報：化学療法中の患者			
この場面を選んだ動機：新人看護師と患者のコミュニケーションが気になったから。			
患者の言動	新人の言動	指導者が感じ、考えたこと	私の指導
	痛みはありますか？だるいですか？	患者さんの表情がすぐれない、倦怠感や疼痛が治療のために強いのかな？	
だるくて、つらいね。			
	お通じは出てますか？尿は１日何回出てますか？下痢はしてませんか？	患者さんの表情を見て心身の状態を考えることができているかな？　患者さんを見て適切なコミュニケーション方法を考えているかな？	
回数……えっと〜			
	何回ですか？まだ、便はゆるいですか？ごはんはどのくらい食べましたか？下痢していたらお水を意識して飲んだほうがいいですよ。	質問が細かいな、倦怠感が強い患者さんにはきつくないかな？段々、患者さんの表情が厳しくなってきて、いらだっているけど。	
すみません、しゃべるのがきついです。			
			患者さんの表情はどうでしたか？病状的にきつそうだったね。そういうときには、どういう質問、かかわり方がいいと思う？
分析・考察：新人看護師は、いろいろな症状を気にして、患者さんから情報を得ようとしている。身体的なアセスメント力はついてきている。一方で、身体的な症状にのみ着目してアセスメントをしようとしている。患者さんの全体像に目を向ける意識が薄れていると考える。疾患だけでなく、患者さんの全体像をつかめるような指導が必要。			
学んだこと：患者さんの表情や会話の様子から問診の内容を選ぶことができないときには、自然な会話で介入してモデルを果たすことも指導の一環である。そして、その後に、新人は患者さんの身体的なことだけでなく、気持ちをどのように受け止めたかを聴き、私の受け止め方と言動を思い出して確認し合い、どうして、私がさりげなく、患者さんのつらさを受け止めた共感の言葉をかけたのか、質問の内容を絞ったのかを短時間で振り返り、次に新人が同じような状況下で活かせるようにすること。患者さんの全体像を意識させるかかわり方。			

護師は、「何か心配ごとがあるように見えますけど」とか、「痛そうですね」「怒っているようですね」などと言う。患者の言ったことを繰り返す、あるいは、患者の言葉を聞いて彼の思いを看護師の言葉で表現する、などによって、患者がそれまでほとんど気づいていなかった自分の恐怖を打ち明ける気持ちになることも多い」[2]と述べています。つまり、看護師が、患者の言動を受けて感じたり考えたりしたことを率直に表現することは、「看護として意味のあること」なのです。

プロセスレコードは、実際にあった患者―看護師関係の場面を、看護師が後になって思い出しながら記録します。記録された内容が「患者の言動」であっても、それは看護師が知覚し記憶したものですから、看護師の認知（患者の言動に対する看護師の思考や感情）を言語化して記載しているといえます。自らの<u>知覚・記憶・思考・感覚</u>を言語として紙面に書き出し、それらを注意深く読み込み、患者―看護師関係を分析・検討していくのです。

下線の部分には、p.57の図Ⅱ-1「認知的な情報処理プロセスのモデル」にある認知機能が並んでいますね。プロセスレコードは、看護師の情報処理プロセスのトレーニング、つまり「思考過程のトレーニング」です。そして、自分の言動を客観的に分析・検討することから、メタ認知や批判的思考のトレーニングでもあるのです。

ウィーデンバックは、プロセスレコードを教育のツールにするため以下の

■■表2　筆者作成のプロセスレコード書式

患者情報：			
この場面を選んだ動機：			
患者の言動	新人・後輩の言動	指導者が感じ、考えたこと	指導者の言動（指導）と場面
分析・考察： ①新人・後輩にとって必要な指導を見極めて、それを行うために指導者として自分の知覚・思考・感情をどのように使って「指導者の言動」となったのか考える。 ②指導を通してどのような成果を得ようとしたのか。 ③指導によって新人・後輩たちはどのように変化したか、それは、自身の指導のどこがよかったのか、または課題は何か。			
プロセスレコードでの振り返りで、これからの指導で活かせると思う学びをまとめてください。			

自己評価項目を作成し[3]し、教育に活かされるようになりました。

a. 再構成のために特にこの看護場面を選んだのはなぜか

b. 患者にとって必要な援助を見極め、それを実施するために、自分の知覚、思考、感情をどう活用したか

c. 自分のしたことを通して、どのような成果を得ようと試みたか

d. 得られたような結果に至ったのは、どのような原因によるのか

e. 再構成を行い、振り返ってみることによってどのような洞察を得たか

＊

プロセスレコードは「対人関係の再構成」ですから、指導者―新人・後輩の関係性を振り返る際にも有効です。私は、新人を指導する方や病棟の管理的立場にある方の研修をさせていただく機会が多いのですが、最近、研修の事前学習をこのようにしてみました。指導者には「新人看護師を指導する場面」、管理者には「指導者を支援する場面」に焦点を当てて、プロセスレコードを記入するというものです。

研修は、プロセスレコードをグループ内で紹介し合い、指導や支援の留意点などを議論し、その発表に対して私がアドバイスするという流れです。表1（p.66）は、個人が特定されないように加工したプロセスレコードの一例です。研修では、グループで活発な意見交換を行って分析し、今後の指導や支援をさらによくするための対策を立てていきます。グループ発表では、私のアドバイスなどは、ほとんどいらないほど、受講者の方々の力で対策や留意点が挙げられていました。

他者から指摘されたり、研修に参加すること以上に、プロセスレコードは、指導あるいは支援に効果があると感じています。それは、とても嬉しい発見でした。今後は、プロセスレコードを指導者のメタ認知の強化、指導方法の改善のために活用した研修を行いたいと思っています。そのためのフォーマットが表2（p.67）です。プロセスレコードで研修を行う施設があれば、参考にしてください。

さて、研修を進めるにあたり、注意してほしいことが一点あります。それは、ネガティブフィードバックにならないこと、個人の批判、自己の批判をしないことです。常に「○○するともっとよくなる」を基本としてください。

引用文献

1）ヒルデガード・E ペプロウ著, 稲田八重子ほか訳：ペプロウ人間関係の看護論. 医学書院；1973. p.323-326.

2）ヴァージニア・ヘンダーソン著, 湯槇ます・小玉香津子訳：看護の基本となるもの（再新装版）. 日本看護協会出版会；2016. p.21.

3）アーネスティン・ウィーデンバック著, 都留伸子訳：臨床実習指導の本質―看護学生援助の技術. 現代社；1972. p.160.

第 3 章

「実践型看護過程」に沿った
OJT での指導例

看護過程と実践のコネクト：「実践型看護過程」

1）看護過程を確認することで、看護師の思考力が育つ

　みなさんの職場では、看護過程をどのように使っていますか？　アセスメントの理論や枠組みはさまざまでしょうが、そのアセスメントは、勤務交代時に確認や共有をしているでしょうか？　現在の看護問題と看護過程の OP・TP・EP はどうですか？　勤務ごとに、どのような OP で患者を観察するのか、どのような TP でケアを実施するのか、どのような EP で指導や教育をするのかを確認し合っていますか？

　私は、看護過程がなければその日の仕事がイメージできないぐらいに、**看護過程と実践をコネクトしてほしい**と思っています。最初は難しいと感じるかもしれませんが、**勤務中に看護過程を何度も確認することで、看護師の思考力が育つ**と考えているのです。

　特に、勤務引き継ぎのタイミングが重要です。前勤務帯が対象をどのようにアセスメントし、次の勤務帯では何に留意してほしいのか、何を実施してほしいのかを看護過程に照らして簡潔に引き継げるようになると、**実践すべき「看護独自のケア」が浮かび上がる**ようになると思っています。医師の指示についても看護の視点でとらえ、批判的思考で、対象にとって何が最善なのかを看護の専門職として考えられるようになると思うのです。

　「申し送りは時間がかかるから」「経過表を見ればわかることしか申し送っていないから」という理由で「申し送り廃止！」とするのではなく、専門職の申し送りとして何が重要なのかを今一度考えるときが来ていると感じます。

2）4つのフェーズにおける指導のポイント

　実習時に患者を学生に紹介するとき、医学的な診断と一緒に、ぜひ、看護の診断も紹介してください。たとえば、「COPD の患者です」ではなく、「非効果的な呼吸パターン、非効果的気道浄化、セルフケア不足、非効果的コー

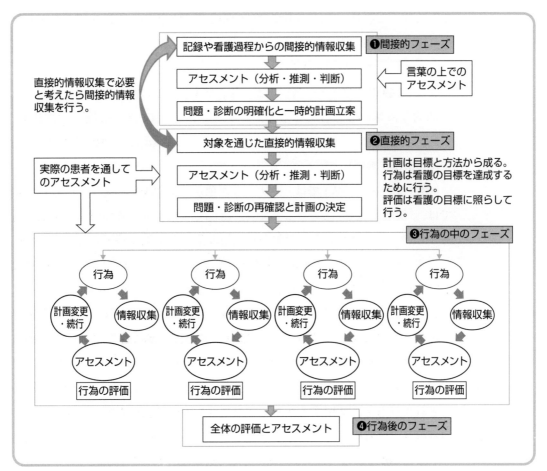

●●図Ⅲ-1　実践型看護過程

ピングの診断で看護している患者です」というふうに紹介すると、看護の視点でイメージできますね。

　そのように紹介できるようになるには、どうにかして看護過程を実践とコネクトしなければならないと思い、これまでの書籍でも「**実践型看護過程**」（図Ⅲ-1）を紹介してきました。これは、**基礎教育でじっくりと学ぶ看護過程ではなく、実践に合う、迅速型の看護過程**です。「❶間接的フェーズ」「❷直接的フェーズ」「❸行為の中のフェーズ」「❹行為後のフェーズ」の４つから成り、各フェーズにそれぞれのステップがあります。実践型ですから、実践の中で積極的にこのプロセスを確認し合って、日々の看護業務を遂行していくことが大切です。

　実践型看護過程では、「看護過程」と「実践」をコネクトすること、個人ではなくチームで、「看護過程」と「実践」を言語化して確認し合うことを基本

とします。これは、実践の中で常に仲間と発問し合い、答えを探しながらともに考えて進むことを大切にしているからです。ここでは、4つのフェーズについて、改めて解説しましょう。

　まず、「❶間接的フェーズ」では、電子カルテなどの記録物や申し送られた言語的な情報から患者をとらえ、アセスメントして、看護問題・看護診断、一時的な看護計画を立案します。一般意味論的にいえば、「地図上での思考」です（p.156 参照）。

　「❷直接的フェーズ」では、リアルな対象から情報を集めます。一般意味論では、「現地を見る」ということです。地図と現地は異なるので、言葉上の情報からのアセスメントを、対象から直接収集した情報に基づいて修正していきます。つまり、アセスメントをもとに❶のフェーズで考えた看護問題・看護診断を見直し、修正し、そのうえで具体的なその日の計画を立案します。

　すでに看護診断が出ていて、看護計画が立案されていれば、それらを確認して修正することになります。**実際のケアを行う前に❶のフェーズ、❷のフェーズでの思考がしっかりできていること**が重要です。この過程での情報の処理プロセス（思考）には、専門的な知識（記憶）が必要となるので、**知識をどれだけもち、活用するか**が、アセスメントの**精度に影響**します。ここでの指導は、思考を強化するうえで重要です。

　さらに「❸行為の中のフェーズ」では、対象と、対象がおかれている環境から情報を収集し、絶えずアセスメントしながら、ケアを提供します。ここでの指導は、**一緒にケアに入る**、もしくは、**報告を受けるときに新人や後輩の「思考」を意識した「発問」をしたり**、指導者の考えを伝える「**思考発話**」をすることです。

　最後の「❹行為後のフェーズ」では、勤務帯でのすべての行為で収集した情報をもとに、次の勤務者に伝えるアセスメントを考え、行ったケアを評価して、必要であれば、看護問題・看護診断の修正、看護計画の修正を行います。勤務帯でのすべての行為で得た情報に基づき、**論理的思考を使ってサマライズすること**なので、初学者にとっては難しいでしょう。ここでの指導は、新人や後輩の情報処理のプロセスに合わせて、必要な知識を提示し、考えをまとめて言葉にするところを助けてあげながら、サマライズすることです。

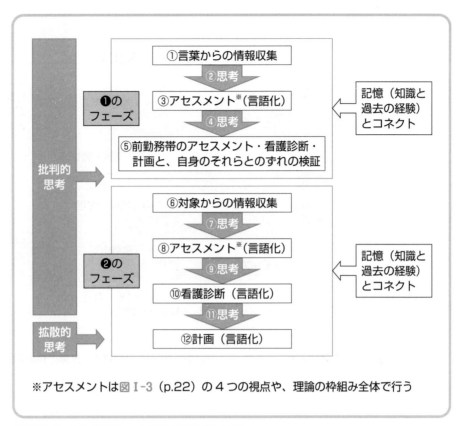

①言葉からの情報収集
②思考
③アセスメント※（言語化）
④思考
⑤前勤務帯のアセスメント・看護診断・計画と、自身のそれらとのずれの検証

❶のフェーズ

記憶（知識と過去の経験）とコネクト

⑥対象からの情報収集
⑦思考
⑧アセスメント※（言語化）
⑨思考
⑩看護診断（言語化）
⑪思考
⑫計画（言語化）

❷のフェーズ

記憶（知識と過去の経験）とコネクト

批判的思考

拡散的思考

※アセスメントは図 I-3（p.22）の 4 つの視点や、理論の枠組み全体で行う

●●図Ⅲ-2　❶と❷のフェーズにおける思考の流れ

3）思考の様式で 4 つのフェーズをとらえる

　では、思考の様式を用いて、❶から❹のフェーズをさらに具体的に考えてみましょう。

　図Ⅲ-2 は、❶と❷のフェーズにおける思考の流れを示しています。前勤務帯での情報やアセスメント、看護診断、看護計画に基づいて主に批判的思考を使いながら情報処理のプロセスを進む形となります。また、⑫の計画では、拡散的思考も必要となります。拡散的思考というのは、自由に考えてみる、慣例や慣習などの枠にはめ込まずに、対象のニーズを満たすにはどのような計画がよいのかと想像し、提供するケアを創造していくことです。ここも新人や後輩たちには難しいので、指導者が助けてあげる、または、対象を選んでチームでカンファレンスを行い、一緒に考えてあげることが必要です。

　このような過程で**対象独自のニーズに着眼し、批判的思考で収集した情報に基づいてアセスメントし、看護診断・看護計画を考え直すことで、「看護独自のケア」**が生まれてきます。膨大なタスクに流されずに「看護」を意識でき

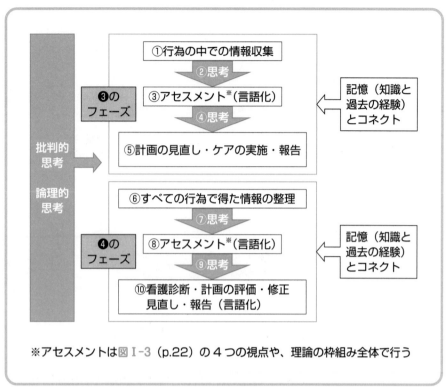

※アセスメントは図Ⅰ-3（p.22）の4つの視点や、理論の枠組み全体で行う

●●図Ⅲ-3　❸と❹のフェーズにおける思考の流れ

るようになると思うのです。何より、実際のケアを行う前にこのような情報
処理のプロセスを確認し合うことが、新人・後輩だけでなく、指導者の「思考
力」を強化することにつながります。

　図Ⅲ-3は、❸と❹のフェーズにおける思考の流れです。これらは、実際に
ケアに入ってからのプロセスとなります。行為中も、勤務を終えるときにも、
収集した情報を整理して、アセスメントを確認していきます。そして、看護
計画を評価し、修正することが必要です。

　ここでは主に批判的思考を使います。また、報告や勤務終了時のサマライ
ズには、論理的思考が必要となるでしょう。新人や後輩は、「考えていない」
のではありません。記憶している手順に沿って、どのようにタスクをこなすか、
といった浅い思考で行動しているにすぎないので、彼らの「考え」(情報処理
のプロセス) を、**「タスク中心型」ではなく、「かかわり中心型」の思考スタイ
ルに変換するサポート**が重要となります (第4章1で詳しく述べます)。その
ためには、「専門的な知識をさまざまに活用する」「情報を収集する」「情報を
批判的思考で吟味する」「アセスメントを言語化する」などのプロセスが必須
です。

さて、次節では、実践型看護過程の各フェーズに沿った指導方法を、3つの事例を使って詳しく説明していきます。前半では患者情報を提示し、後半では4つのフェーズごとに、指導者から新人・後輩への働きかけを例示します。事例と同じようにするというのではなく、あくまで参考と考えてください。各フェーズで新人・後輩の知識を広げるための「発問」には、指導者側の知識が必要です。また、対象のおかれている環境から何を「看護に必要な情報」として収集すべきかについても、事例をもとに確認しておきましょう。

　はじめに取り上げる「A大山千沙子さん」の事例では、図Ⅲ-A-1（p.85）のように、カンファレンスにおいて「どのような視点」で意見を交わしていくのかを、セリフごとに付記しました。また、本文で紹介する先輩の発言には「どのような意図があるのか」も記載しています。続く、B・Cの事例では、これらは省略していますので、ぜひみなさん自身で考えながら読み進めてください。

2 アセスメント力を育む 指導例

A 大山 千沙子 *Chisako Oyama*

一般（プロフィール）		20××/○/○	山田 彩 記載

1234-567-8	大山千沙子	オオヤマ　チサコ		
		女	68歳　2カ月	（19××年8月3日生）
住　　所	東京都　○×市　1-7-4		03-1234-5678	
連 絡 先	①大山　慎太郎：（夫）　同居		080-1111-2222	
	②大山　和人（長男）：同居		070-3333-4444	
薬剤禁忌	薬剤アレルギーなし			
食物禁忌	なし			
入院期間	20××/○/○〜			
病　　名	糖尿病　脱水			

入院情報

領域1：ヘルスプロモーション	入院時診断	高血糖高浸透圧症候群
	主訴	口渇、倦怠感、発熱、感冒症状
	入院までの経過	1週間前から咽頭痛・咳嗽・鼻水などの感冒症状出現。3日前から、発熱もあり、倦怠感が強く普段の家事ができず、1日ベッドで過ごすようになった。嫁の作る食事も1割程度しか食べられず、ぐったりしているので、嫁が付き添い、かかりつけのクリニックを受診。高血糖と腎機能低下を指摘され、紹介入院となる。
	既往歴	58歳　健康診断で高血糖を指摘され糖尿病と診断される 62歳　インシュリン療法導入、高血圧（内服加療） 65歳　糖尿病教育入院
	病状・入院の内容説明	何らかの原因で、ばい菌が体の中に入ってしまったようです。糖尿病もあり、感染が悪化する可能性もあるので、入院して検査と治療を行いましょう。
	告知について	
	今回の入院・現在の健康状態をどのように受け止めているか	かぜにしてはなんだかだるいのと、つらいのと……。熱が出ているので、喉が渇いてお茶をたくさん飲んでいます。
	健康維持増進方法	
	喫煙歴（BI）	なし
	アルコール	毎日焼酎1合程度

領域 2: 栄養	身長	155 cm
	体重	68 kg
	BMI	28.3
	栄養摂取状況	経口・食事形態（普通）・摂取量（1日3回 / お茶碗1杯）その他
	食事内容	和食が中心　揚げ物が好き
	水分摂取	毎食後のお茶と間食時のコーヒーか紅茶1杯　1日1,000 mL
	嚥下障害	なし
	義歯	あり（部分）
	皮膚の状態	
	インシュリン	毎食前・眠前　毎食前　ノボラピッドフレックスペン　4U　i.s. 眠前　ランタス注ソロスター　10U　i.s.
領域 3: 排泄と交換	排尿	（5〜6）回 / 日　そのうち夜間2回
	排便	（1）回 /（1〜2）日　最終排便4日前
	ガス交換障害	なし
	その他関連情報	
領域 4: 活動 / 休息	睡眠時間	就寝時間（　22　）時　〜　起床時間（　5　）時
	睡眠剤の使用	なし
	不眠	なし
	倦怠感	あり
	活動により出現する症状	
	セルフケア（移動）	自立（外出時杖使用）
	セルフケア（清潔）	自立
	セルフケア（更衣）	自立
	セルフケア（食事）	自立
	セルフケア（排泄）	自立
	他の行動障害	なし
	住居の形態	一戸建て　2階建て
	そのほか関連情報	なし
	ケアマネジャー	
	患者基本：社会的資源の補足・追加	
領域 5: 知覚 / 認知	意識レベル（JCS）	0
	注意力障害	なし
	見当識障害	なし
	指示動作	従う
	意思表示	できる
	話の理解	できる
	患者基本：社会的資源の補足・追加	
領域 6: 自己知覚	自分の性格をどのように思うか	
	家族は患者の性格をどのようにとらえているか	
	自分の身体の変化をどのように感じているか	
	看護師が気づいた言動	
	その他の関連情報	

領域7： 役割関係	現在の職業	主婦		
	過去の職業	公務員（60歳まで）		
	役割	母・妻		
	家族構成	夫、息子夫婦と孫2人（10歳と6歳）と同居　二世帯住宅		
	同居者	氏名（　大山慎太郎　）　続柄　（　夫　）		
		氏名（　大山和人・なお・空・光　）　続柄　（　長男・嫁・孫　）		
	キーパーソン	あり　　氏名（　大山慎太郎　）　続柄　（　夫　）		
	主介護者・役割	あり　　氏名（　大山慎太郎　）　続柄　（　夫　）		
	その他の関連情報			
領域8： セクシュアリティ	性機能の問題			
領域9： コーピング/ストレス 耐性	ストレス	なし		
	ストレスの対処法			
	不安			
	看護師が気づいた言動			
	神経・脳の異常			
領域10： 生活原理	宗教	なし		
	人生の価値観			
領域11： 安全/防御	感染のリスクファクター の存在	なし		
	皮膚損傷の有無	なし		
	喀痰	あり　黄色粘稠		
	身体への危害または 損傷	なし		
領域12：安楽	疼痛	なし		
	悪心・嘔吐	なし		
	その他の関連情報	倦怠感、感冒症状		
領域13： 成長/発達	成長・発達	老年期		

看護記録より抜粋	
日・時間	内　容
○/○ 13：00	家族（嫁）に付き添われ、車いすで入院 「血糖が高かったみたいです。3日前から食事がとれないので、インスリンも注射できていないの。すごく喉が渇くのでお水をください」 BT 38.0℃　PP 130回/分　Bp 100/72 mmHg　RR 24回/分　SpO₂　98%　BS 420 咽頭痛・咳嗽・黄色の粘稠痰を自力で喀出、倦怠感が強く、発熱もあり、車いすから体重計・ベッドに移る際に介助を要した 左上腕に22G留置針挿入し指示の点滴開始する　尿道カテーテル留置 コロナ、インフルエンザ陰性
14：00	BS400口渇あり　倦怠感持続　セフトリアキソンナトリウムバッグ1g　1P滴下
15：00	夫と長男夫婦が面会 夫から「ここ数カ月寒いので、いつもの散歩に行けていないし、コロナもあって友人と会ったり、買い物したりという外出もできない。家にいるとどうしても間食する機会が増えて、最近少し太ったと感じていました。インスリンのことも、自分でできていると思っていましたが、どうも、できていなかったかもしれません。かぜで全体のバランスが少し崩れてしまったようです」と話す 嫁「すべて母まかせで家事をお願いしていましたので、今後は、もう少し私も気にかけていきたいと思います」と話す
18：00	生理食塩水500 mL 2本終了し、100 mL/hに速度を変更する 口渇軽減、「少し楽になってきたようです」
20：00	BS下降　口渇軽減　氷枕交換　「少し楽になって眠れそうです」
21：00	BS200台のため、スケールに沿ってインスリン0.5 mL/h増量
22：00	セフトリアキソンナトリウムバッグ1g　1P滴下
23：00	生理食塩水500 mL更新　留置針刺入部発赤・腫脹なし
○/△ 1：00	BS200台のため、スケールに沿ってインスリン0.5 mL/h増量
3：00	BS200台のため、スケールに沿ってインスリン0.5 mL/h増量
4：00	生理食塩水500 mL更新　留置針刺入部発赤・腫脹なし
5：00	BS 200台のため、スケールに沿ってインスリン0.5 mL/h増量
7：00	BS 200以下となりインスリン増量せず。「よく眠れました。ずいぶん楽になりました。ごはんも半分くらい食べられました」　洗面・口腔ケア

経過表

1234-567-8

大山　千沙子

患者基本

68歳 身長：155.0cm　体重：68.0kg

フローシート	患者状態	プロフィール		診断（新規）		グラフ	検査表	食事	栄養	排泄
	病日	イベント		帯		グラフ	検査表	食事	栄養	排泄
	注射実	輸血		輸血実		薬剤	輸液確	In/Out	In/Out	観察
	清潔	環境		備考		状態	必要度	看リスト	記事	指示コメ

日付			○/○（水）							
病日			13時入院　14	15	16　17　18	19　20　21				
移動情報										
イベント										
帯										

バイタルグラフ

体温 ▲	脈拍 ★	血圧 V	呼吸 ●
43.0	200	200	60
42.0	180	180	54
41.0	160	160	48
40.0	140	140	42
39.0	120	120	36
38.0	100	100	30
37.0	80	80	24
36.0	60	60	18
35.0	40	40	12
34.0	20	20	6
33.0	0	0	0

食事	食種	糖尿病食全粥（飲水フリー）				18		
	摂取量（主）					10		
	摂取量（副）					10		
栄養								
排泄	尿		300	320	280	290	260	220	150
	便			0	0	0	0	0	0	0
バイタル	体温	38.0	38.0		37.7		37.6		37.5
	脈拍	130	126		100		98		88
	血圧(S)	100	106		110		124		126
	血圧(D)	72	68		70		72		72
	呼吸数	24	24		22		20		18
SpO₂(%)	RA	98	98		98		98		98
BS		420	400	400	380	389	366	320	310
注射	飲水		300	300	300	200	150	100	0
	生食		200	200	200	200	200	100	100
	・生食50mL+ヒューマリンR 50U 6mL/h							6	6
	セフトリアキソンナトリウムバッグ1g		100						
IN									
OUT									
バランス									

	14	15	16	17	18	19	20	21
口渇	＃	＃	＃	+	+	+	－	－
倦怠感	＃	＃	＃	＃	＃	＃	+	+
咽頭痛	+	+	+	+	+	+	+	+
鼻水	+	+	+	+	+	+	+	+
咳嗽	+	+	+	+	+	+	+	+
痰	+黄色	+黄色	+黄色	+黄色	+黄色	+黄色	+黄色	+黄色
呼吸音	R=L	R=L	R=L	R=L	R=L	R=L	R=L	R=L
低血糖症状	なし	なし	なし	なし	なし	なし	なし	なし

			主保険	自動選択			

未選択

注意情報	必要時	診療歴	患者詳細	関連ID
	診察取消	診察内容確認		

必要度	カーデックス		帯作成	バルトグラム		看護履歴	フォント		最新化	
バイタル	検査	血糖	測定	手術	検体	画像	注射		標準	一日
化料	処置他	処置実	褥瘡	口腔	安全	処ケア	説明			
担当										

		○/△（木）		○/△（木）		○/×（金）	○/□（土）
22	23	1　　3	5時	7時（2日目）		3日	4日

22	23	1	3	5時 7時	150/198	3日	4日
130	220	200	240	200	150		
0	0	0	0	1泥状	0		
		37.0		37.0			
		82		78			
		130		128			
		76		72			
		18		18			
		99		98			
296	280	240	220	210	198		
0	0	0	0	0			
100	100	100	100	100			
6	6.5	7	7.5	8	8		
100							
				3297			
				2810			
				＋487			
－	－	－	－	－			
＋	＋	＋	軽度	軽度			
＋	＋	＋	＋	＋			
＋	＋	＋	＋	＋			
＋黄色	＋黄色	＋黄色	＋黄色	＋黄色			
R＝L	R＝L	R＝L	R＝L	R＝L			
なし	なし	なし	なし	なし			

診療科	内　科	主治医	因　Dr
患者 ID	1234-567-8	受け持ち看護師	山田
患者氏名	大山　千沙子　　男・（女）	生年月日	19××年 8 月 3 日（68 歳）

日時		指示内容	指示受け日 / 指示受け者	
○/○ 入院時	点滴	・生食 500 mL　200 mL/h　×2 本 　（終了後） ・生食 500 mL　100 mL/h ・生食 50 mL ＋ヒューマリン R　50 U　6 mL/h ・セフトリアキソンナトリウムバッグ 1g　1P　3 回 / 日 　（6 時　14 時　22 時）		
○/○ 入院時	血糖測定	・1 時間ごと測定 ・BS 300 mg/dL 以下となったら、2 時間ごと測定し以下のスケール ・BS 300 mg/dL 以上　　　　　　　ヒューマリン R　1mL/h 増量 ・BS 300 mg/dL 未満　200 mg/dL 以上 　　　　　　　　　　　　　　　ヒューマリン R　0.5 mL/dL 増量 ・BS 200 mg/dL 未満　100 mg/dL 以上 　　　　　　　　　　　　　　　そのまま ・BS 100 mg/dL 未満　　　　　　ヒューマリン　Off		
○/○ 入院時	安静度	・ベッド上　フリー		
○/○ 入院時	血圧・脈拍	・収縮期 Bp 160 mmHg 以上　90 mmHg 以下　Dr.Call ・脈拍（HR）　120 bpm 以上　55 bpm 以下　Dr.Call		
○/○	点滴	・セフトリアキソンナトリウムバッグ 1g　1P　3 回 / 日 　（6 時　14 時　22 時） ・投与後、ロック		
○/○	食事	・糖尿病食　1600 kcal/ 日　全粥食		
/				
/				

【特殊指示】

○/○	不穏時 不眠時	・不眠時　ロゼレム　1 錠内服		
○/○	便秘時	・ピコスルファート　10 滴より内服　増量可		
/				

検査結果	大山　千沙子　様　　68歳	
採取日 採取時間	○/○ 13：00	
	基準値	入院時
白血球数	2.7-8.8	11.8
赤血球数	3.7-5.4	5.45
血色素量	11.0-17.0	15.5
ヘマトクリット値	34-49	52
MCV	84-100	96
MCH	27-34	29
MCHC	32-35	30.2
PLT	140-340	248
好中球%	42-74	98
好酸球%	6.0 以下	8.1
好塩基球%	2.0 以下	1.8
リンパ球%	19-47	55
単球%	2.8	2.1
PT	12 ± 2	18
PT-INR		0.88
APTT	30 ± 5	32
D ダイマー	0.8 未満	0.6
AT III	80-120	100
TP	6.6-8.2	6.2
ALB	3.9-4.9	3.8
AST	8-38	42
ALT	4-44	66
γ-GTP	16-73	72
T-Bil	0.2-1.2	1.1
D-Bil	0.2 以下	0.68
I−Bil		
AMY	198-485	365
UA	2.5-6.3	4.6
BUN	8.0-22.6	25.5
CRTN	0.4-0.8	1.28
eGFR	60 mL/ 分 /1.73 m² 以上	50.6
Na	138-148	158
K	3.6-5.2	4.2
Cl	98-108	112
Ca	8.5-10.5	6.6
CK	43-165	98
CK-MB	25 以下	2
CK-MB%	0-6.8	
BS	60-110	470
NH3	12-66	88
CRP	0.3 以下	10.8
HbA1c	4.6〜6.2%	7.2
【尿検査】		
白血球		1 +
潜血		−
ウロビリ		−
糖		3 +
ケトン		−
たんぱく		2 +

1）間接的フェーズ：情報の共有

先輩： 今朝のカンファレンスは、昨日入院した大山千沙子さんを取り上げたいと思います。担当ナースは、経過を簡潔に説明してくれますか？

後輩： はい。大山さんは68歳女性です。1週間前から感冒症状出現。自宅にて経過を見ていましたが、3日前から発熱もあり、倦怠感が強く普段の家事もできず、ベッドで過ごすようになったようです。食事も1割程度しか食べられなくなり、昨日、明らかにぐったりしているので、お嫁さんが付き添い、クリニックを受診しています。クリニックでは、高血糖と腎機能低下を指摘され、入院となっています。昨日は、指示の点滴・インシュリンが開始となって、今朝のBSは200以下に低下してきています。その他バイタルは経過表のとおりです。

先輩： 大山さんの電子カルテの情報から、看護の情報として重要だと思うものを、みんなで挙げてみましょう。（→カンファレンスの続きを図Ⅲ-A-1で確認しましょう）

2）間接的フェーズ：知識の確認①

先輩： 高血糖高浸透圧症候群は、糖尿病の急性合併症のひとつです。2型糖尿病の高齢者に多いです。糖尿病の急性合併症の糖尿病ケトアシドーシスとの違いを押さえておくことが大切ですね。ケトアシドーシスは、インシュリンの不足やケトン体の増加、それに伴うアシドーシスにより、意識障害が生じます。高血糖高浸透圧症候群は、高血糖とそれに伴う高度の脱水状態でアシドーシスにはなりません。原因としては、肺炎や尿路感染症などの感染症をきっかけに発症する場合や、脳梗塞や心筋梗塞、急性膵炎などほかの病気をきっかけとして発症する場合、ステロイド薬や利尿薬などの薬剤や高カロリーの点滴を使用したことで発症する場合があります。おそらく、大山さんは、上気道炎をきっかけに発症したのでしょう。昨夜からの治療でわかるように、水分を点滴で補い、インシュリンで血糖を下げることで改善に向かっています。

［先輩が知識を説明できるようにする］

先輩： シックデイについてはわかる？

後輩： はい。糖尿病がある状態で急性の病気になって、普段のように食事がとれなくなった状態です。大山さんは、かぜを引いて発熱、咳、咽頭痛などの症状が出て食事がとれなくなったので、シックデイだったと思います。

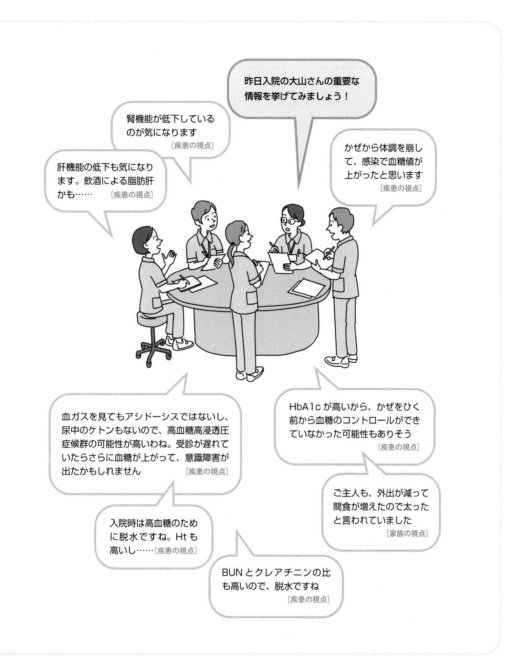

●●図Ⅲ-A-1　間接的フェーズ：朝のカンファレンス①

先輩：シックデイだと、どうして血糖値が乱れるのかわかる？　　　　[知識をつなげる発問]

後輩：食事がとれないので、もし、インシュリンを通常どおりに注射したら低血糖になるし、大山さんのようにインシュリンを注射しないと血糖値は上がります。

先輩：そうですね。インシュリン注射をしないだけでなく、感染というストレスから体を守るために、ストレスホルモンといわれているコルチゾールやアドレナリンが分泌されることでも血糖値は上がるのよ。感染だけでなく、手術などで侵襲を負った場合も同じね。　　[後輩の説明より深い知識を伝える＝学習の場とする]

3）間接的フェーズ：アセスメントと問題抽出①

先輩：では、アセスメントはどう？

後輩：シックデイで高血糖になり、食事がとれないことや感染で代謝が亢進したことにより、高血糖高浸透圧症候群に至った可能性が高く、現在の治療の効果を密な観察により確認することが必要な状態です。また、身体的状態により、**セルフケアに介助が必要な状況**です。

先輩：いいですね。さらに付け加えるとしたら、糖尿病を自己管理するための知識・技術・シックデイの対応などについて、**本人・家族の理解度が低い**可能性があるので、再度確認して**退院後に自己管理ができるようにセルフエージェンシーを高める支援が必要**です。それから、状態の悪化に伴って、家族内の役割が果たせなくなって自信をなくしているかもしれないので、精神的な援助を家族とともにしていく必要がありそうね。

[疾患のみでなく精神・社会的・生活の視点でアセスメントを言語化する]

先輩：では、本日は、「＃1上気道炎に起因する血糖値の乱れと脱水」と「＃2セルフケア不足」の問題を中心にかかわっていきましょう。今日のかかわりから「＃3糖尿病の自己管理能力の不足」についての情報や、面会時には家族の情報も集められるといいですね。　　　　　　　　　　[アセスメントと問題をつなげる]

では、＃1と＃2について、本日はどのような情報を集める？　つまりOPですね。（→カンファレンスの続きを図Ⅲ-A-2で確認しましょう）

先輩：生活という視点は大事ですね。今回はシックデイでの対処ができなかったので、この入院で今後の自己管理がきちんとできるように支援していきましょう。今のみなさんのディスカッションをまとめると、このようになるかしら？（→ p.88 図Ⅲ-A-3）

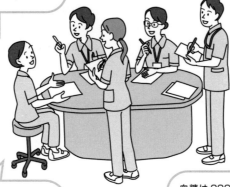

#1と#2について、本日はどのような情報を集める？つまりOPですね

今のところ指示は2時間ごとの血糖値測定だから、血糖値の変化をみて、スケールに合わせてインシュリンを調節します。低血糖症状も確認します
［疾患の視点］

食事は糖尿病食なので、食事摂取状況、つまり量や好み、自宅での食事の様子を聞かなければなりません
［生活の視点］

ケアを通じて、糖尿病についての理解や、今までの生活について聞いてみてもいいですね
［生活の視点］

血糖は200以下になっているし、食事もとれて症状が改善に向かえば、できるだけ早く点滴は終了したいですね
［疾患の視点］

そうですね。生活に視点をおいて、清潔ケア、更衣、活動の様子をみてみましょう
［生活の視点］

血糖測定やインシュリンをご自分でできるようになったら、手技の確認も必要ですね
［疾患の視点］

大山さんのこれまでの生活で、改善できるところがあるかもしれないので、どのような食生活だったか、間食や飲水量なども、お話ができる状態であれば、確認が必要です
［生活の視点］

腎機能が低下しているので、血液データと尿の性状や浮腫、血圧の今後の経過も重要ね。もともと血圧が高かったので注意しましょう
［疾患の視点］

●●図Ⅲ-A-2　間接的フェーズ：朝のカンファレンス②

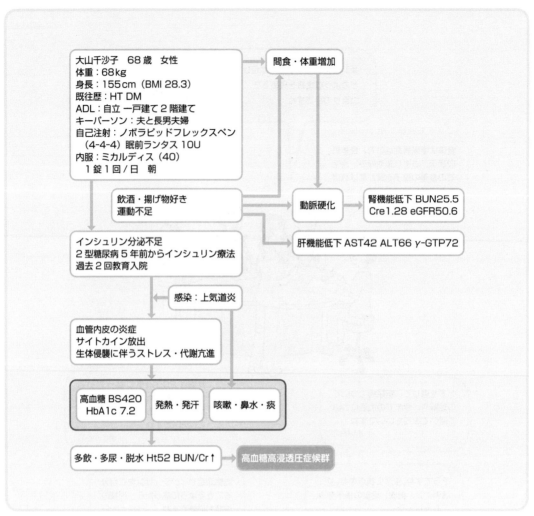

大山千沙子　68歳　女性
体重：68kg
身長：155cm（BMI 28.3）
既往歴：HT DM
ADL：自立　一戸建て2階建て
キーパーソン：夫と長男夫婦
自己注射：ノボラピッドフレックスペン
　（4-4-4）眠前ランタス10U
内服：ミカルディス（40）
　1錠1回/日　朝

間食・体重増加

飲酒・揚げ物好き
運動不足

動脈硬化

腎機能低下 BUN25.5
Cre1.28 eGFR50.6

肝機能低下 AST42 ALT66 γ-GTP72

インシュリン分泌不足
2型糖尿病5年前からインシュリン療法
過去2回教育入院

感染：上気道炎

血管内皮の炎症
サイトカイン放出
生体侵襲に伴うストレス・代謝亢進

高血糖 BS420
HbA1c 7.2

発熱・発汗

咳嗽・鼻水・痰

多飲・多尿・脱水 Ht52 BUN/Cr↑

高血糖高浸透圧症候群

●● 図Ⅲ-A-3　間接的フェーズ：情報をまとめる①

4）直接的フェーズ：アセスメントと問題抽出②

先輩： さあ、大山さんのところに行ってみましょう。（→ベッドサイドでの様子を図
Ⅲ-A-4 で確認しましょう）

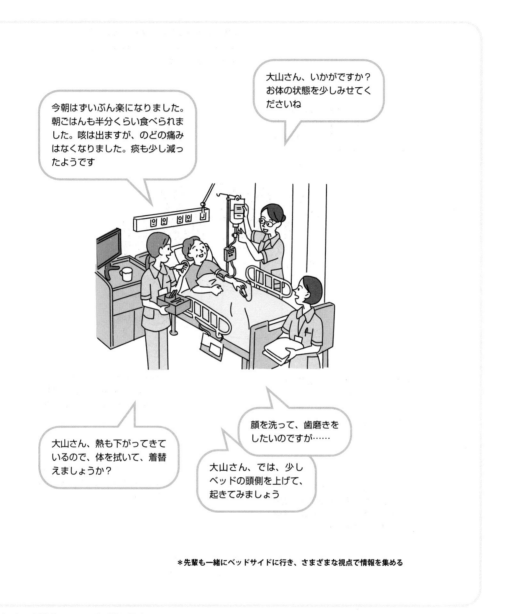

●●図Ⅲ-A-4　直接的フェーズ：朝の訪室

先輩：かなりよくなっていますね。（→カンファレンスの続きを 図Ⅲ-A-5 で確認しましょう）

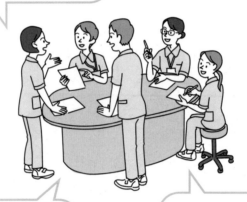

●●図Ⅲ-A-5　直接的フェーズ：朝のカンファレンス

5) 行為の中のフェーズ：ケアの実施

先輩：さあ、清拭をしに行きましょう。（→ケアの様子を 図Ⅲ-A-6 で、ケア後の情報共有を 図Ⅲ-A-7 で確認しましょう）

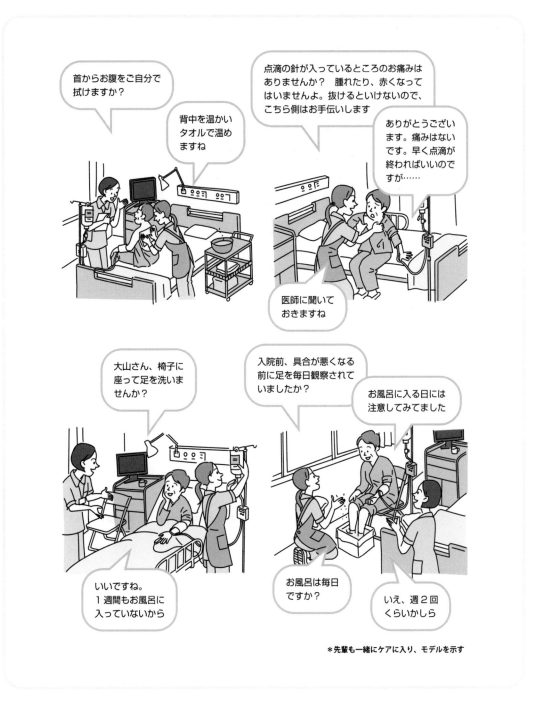

●●図Ⅲ-A-6　行為の中のフェーズ：清潔ケア

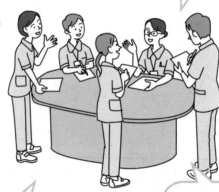

大山さんの清拭が終わりました。かなり動けるようになっていらして、端坐位で行って、背中のみの介助でした　　　［ケアの視点］

大山さんは、明日からは病衣じゃなくて自宅でのルームウエアを着てもらえるように家族に話してみましょう。どのような普段着なのか、履物も大事よね　　　［家族の視点］

清拭されている様子をみて、椅子に座れそうだと思ったので、足浴を提案させていただき、足浴も行っています　　　［ケアの視点］

大山さんは、週に1回入浴で、あと1回はシャワーだそうです　　　［ケアの視点］

どのように1日を過ごされていたのかも聞いてみましょう。食事は全面的に大山さんが作っていたようですね　　［家族の視点］

先輩がよく足を観察されていたので、糖尿病の患者さんのフットケアについて思い出しました。傷はないですし、色の変化もありませんでしたが、むくみがあって、自宅では週2回のお風呂のときに足を観察するだけだったようです　　　［疾患の視点］［生活の視点］

髪の白いところが目立っていたわね。白髪染めは行っていたのかしら？　髪型や、美容室についても聞けたらいいですね。明日、シャワー浴が難しければ、シャンプー台で洗髪を行ってもらえればいいですね　　　［生活の視点］［ケアの視点］

＊ケアについてさまざまな視点で話し合うと、看護が楽しくなる！

●● 図Ⅲ-A-7　行為の中のフェーズ：清拭後のナースたちの会話

6）行為後のフェーズ：本日の振り返り

先輩：夜勤との交替前に振り返りをしましょう。（→振り返りの様子を 図Ⅲ-A-8 で、追加の情報共有を 図Ⅲ-A-9 で確認しましょう）

＃１上気道炎に起因する血糖値の乱れと脱水、＃２セルフケア不足に重点をおいてケアをしてきました

点滴は21時に終了となり、お昼は食事を80％摂取されています。脱水は解消されたと思います。血糖の乱れは引き続き継続していく問題です　［疾患の視点］

明日から、食事前と就前の血糖測定になるので、血糖の動きに注意してもらいましょう　［疾患の視点］

インシュリンも明日から入院前のものに戻すようですから、＃３糖尿病の自己管理能力の不足についてのプランを充実させていきましょう。生活についての情報を整理しておきましょう　［疾患の視点］［生活の視点］

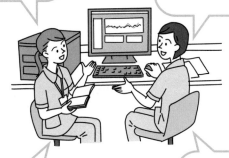

外出はめっきり減って、自宅でごろごろテレビを観て過ごされているようです。朝は5時に起きて、家族の朝食の準備、長男夫婦のお弁当も作られていたようです。長男夫婦やお孫さんが好きな揚げ物が多いようですね　［家族の視点］［生活の視点］

栄養士さんに相談して食事についての理解を確認して、退院後には自己管理できるようにしていかなければならないですね　［多職種の視点］

洗濯や掃除は、ご主人がやっていたようです。やはり、間食は増えたようで大好きな芋ようかんをかなり食べているようです。飲酒は毎日焼酎のお湯割りを飲まれているようですが、どうも量は増えているようです　［生活の視点］

家族の食事を任されているようですから、長男夫婦やご主人にも栄養士さんからの指導を一緒に受けてもらいましょう。入院中のメニューをノートしてもらうのもいいですね。ホワイトボードに情報を整理しておきましょう　［ケアの視点］

＊看護問題ごとにまとめていくと、計画と実践がつながっていく！

●●図Ⅲ-A-8　行為後のフェーズ：振り返り

先輩：大山さんは、糖尿病でインシュリン療法をして6年経ちますね。その間2回、教育入院されているので、慣れてくるとどうしても自己管理が徹底しないのかもしれません。今回の入院で、糖尿病の基本から理解してもらい、日常生活の中で気をつけなければならないことを、家族の協力を得ながら実行できることを目標にかかわっていきましょう。　**[本日の看護とこれからの方向性を明確にする]**

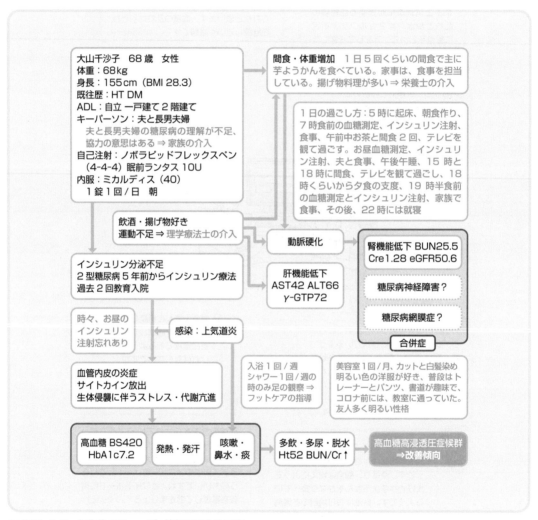

●●図Ⅲ-A-9　行為後のフェーズ：情報をまとめる②

7）行為後のフェーズ：知識の確認②

後輩：飲酒量が増えていることも気になります。肝機能も低下しているようですし、本日の腹部エコーでは、脂肪肝を指摘されていました。

先輩：インシュリンの標的臓器はどこかわかりますか？　　　　　　　　　　[基本的知識を言語化する]

後輩：はい。筋肉と肝臓……それと……。

先輩：脂肪組織ね。インシュリンは標的臓器である骨格筋・脂肪組織・肝臓に作用し、糖の吸収を促す働きをします。肝臓は、血液から糖を取り込み、インシュリンの作用によって肝臓で糖が産生されていくのを抑えて、糖をグリコーゲンに変えていき貯蔵します。糖がどんどんグリコーゲンに変わっていく、つまり、肝臓内の糖が減っていくので、血中から肝臓内に糖が取り込まれていくことで、食後などに高まった血中の糖、血糖値が下がっていくのです。肝臓の機能が低下すると、インシュリンが効きづらくなり、インシュリンの抵抗性が高まって、肝臓内での糖の産生、糖新生が抑えられなくなります（図Ⅲ-A-10）。そうなるとどうなる？　　　　　　　　　　[知識をつなげて深く学んでもらうための発問]

後輩：糖をグリコーゲンに変えることができなくなってしまいます。肝臓内の糖が高いので、血中から糖を取り込むことができなくなって、血中の糖が下がりにくく、血糖値が高いままになってしまうのですね。

先輩：そうです。そのような状態が続くと、膵臓は一生懸命血糖値を正常に戻すために、より多くのインシュリンを分泌して、そのうち疲れて、膵臓のインシュリン分泌機能が低下していきます。肝機能と血糖値の関係はとても重要よ。肝臓が悪い患者さんにも応用できる知識ね。インシュリン抵抗性が高まる原因には、遺伝・肥満・運動不足・高脂肪食・ストレスなどがあります。大山さんにあてはめると、「肥満・運動不足・高脂肪食」、ここを解決できるように支援していきましょう。　　　　　　　　　　[後輩の説明からさらに深めて学習の場とする]

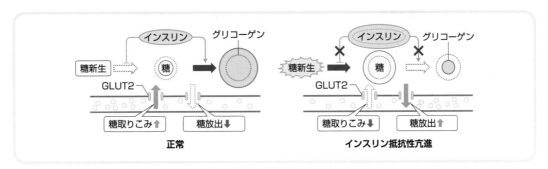

●●●図Ⅲ-A-10　肝臓での糖の取り込みと放出
（医療情報科学研究所編：病気がみえる vol.3：糖尿病・代謝・内分泌. メディックメディア；2014. p.25 を一部改変）

B 川添 宣子 *Nobuko Kawazoe*

一般（プロフィール）		20××／○／○　　　秋山 萌 記載	
3456-781-2　川添宣子	カワゾエ　ノブコ		
	女　　　　　　79歳　2カ月		（19××年5月10日生）
住　　所	東京都　○×市　2-8-5		03-8765-4321
連絡先	①山本　冴子（長女）：市外在住		080-5555-6666
	②大川　由紀子（次女）：県外在住		070-7777-8888
薬剤禁忌	薬剤アレルギーなし		
食物禁忌	なし		
入院期間	20××／○／○～		
病　　名	大腿骨頸部骨折		

入院情報		
領域1： ヘルスプロモーション	入院時診断	右大腿骨頸部骨折
	主訴	右腰部～下肢の痛み、歩行困難
	入院までの経過	畳の上に開いてある新聞を片付けようとして、新聞の上に足を乗せてしまい、滑って腰から転倒した。痛みの改善なく長女に連絡して受診したところ、レントゲン上、右の大腿骨頸部の骨折を認め、手術目的のため入院となった。
	既往歴	75歳～心房細動　内服加療（プラビックス、アミサリン） 78歳　脳梗塞　保存的加療（麻痺なし）
	病状・入院の内容説明	太もものところの大きな骨の頭の部分が骨折しています。手術で骨折したところをつなげて、リハビリをすれば元の生活に戻れると思います。
	告知について	
	今回の入院・現在の健康状態をどのように受け止めているか	元の通りに歩けるようになりたいです。どのくらい入院ですか？お庭のお花が心配で……
	健康維持増進方法	
	喫煙歴（BI）	なし
	アルコール	しない
領域2： 栄養	身長	143 cm
	体重	38 kg
	BMI	18.6
	栄養摂取状況	経口・食事形態（普通）・摂取量（1日3回／お茶碗半分程度）その他
	食事内容	和食
	水分摂取	1日800 mL 程度
	嚥下障害	なし
	義歯	あり（部分）
	皮膚の状態	異常なし
	インスリン	使用なし

領域3: 排泄と交換	排尿	（5～6）回／日　そのうち夜間2回
	排便	（1）回／（1～2）日　最終排便1日前
	ガス交換障害	なし
	その他関連情報	
領域4: 活動／休息	睡眠時間	就寝時間（　22　）時　～　起床時間（　5　）時
	睡眠剤の使用	なし
	不眠	なし
	倦怠感	なし
	活動により出現する症状	
	セルフケア（移動）	自立（外出時杖使用）
	セルフケア（清潔）	自立
	セルフケア（更衣）	自立
	セルフケア（食事）	自立
	セルフケア（排泄）	自立
	他の行動障害	なし
	住居の形態	一戸建て　2階建て
	そのほか関連情報	なし
	ケアマネジャー	井口さん
	患者基本：社会的資源の補足・追加	介護認定（要支援1）
領域5: 知覚／認知	意識レベル（JCS）	0
	注意力障害	なし
	見当識障害	なし
	指示動作	従う
	意思表示	できる
	話の理解	できる
	患者基本：社会的資源の補足・追加	
領域6: 自己知覚	自分の性格をどのように思うか	おっとりしている
	家族は患者の性格をどのようにとらえているか	几帳面
	自分の身体の変化をどのように感じているか	老化を感じている
	看護師が気づいた言動	
	その他の関連情報	
領域7: 役割関係	現在の職業	無
	過去の職業	専業主婦
	役割	母
	家族構成	
	同居者	氏名（　　　　　　　　　）続柄（　　　）
		氏名（　　　　　　　　　）続柄（　　　）
	キーパーソン	あり　氏名（　山本　冴子　）続柄（　長女　）
	主介護者・役割	あり　氏名（　山本　冴子　）続柄（　長女　）
	その他の関連情報	
領域8: セクシュアリティ	性機能の問題	

領域9： コーピング／ストレス 耐性	ストレス	なし
	ストレスの対処法	
	不安	歩けなくなること
	看護師が気づいた言動	
	神経・脳の異常	
領域10： 生活原理	宗教	なし
	人生の価値観	
領域11： 安全／防御	感染のリスクファクターの存在	なし
	皮膚損傷の有無	なし
	喀痰	なし
	身体への危害または損傷	なし
領域12：安楽	疼痛	なし
	悪心・嘔吐	なし
	その他の関連情報	
領域13： 成長／発達	成長・発達	老年期

看護記録より抜粋	
日・時間	**内　容**
○／○ 13：00	外来より長女に付き添われ、車いすで緊急入院。DIV3 号液終了後ロック 「うっかり、滑って転んじゃった。痛くて家のことも何もできないし、入院したほうが安心ね」 体動時疼痛あり 8/10、安静時は 2 ～ 3/10 程度 Bp 132/68 mmHg　　PR 66（不整）　BT 36.8℃　RR 16 回／分　SpO$_2$ 97%（Room） 身長 143 cm　体重 38 kg　入院前検査　コロナ陰性 十二誘導心電図検査　74 bpm　心房細動 転倒転落アセスメントシート 12 点　危険度 II
22：00	車いすにてトイレ移動　車いす移乗やトイレへの移動は手すりにつかまりながら自力で可能も、時折ふらつきあり 「手すりがあると自分でできます。でも、毎回看護師さんを呼ぶのは悪い気がするわ……」 遠慮なく看護師を呼ぶように伝える
○／△ 8：00	「あまり動かないから、おなかも空かないですね」配膳・下膳は介助 食事は自力で摂取可能
10：00	全身清拭実施、見守りで身体全面。上半身の更衣は自分でできている 「昨日はお風呂に入れなかったから、さっぱりしました」
21：00	「大丈夫、眠れそうです。夜はトイレが心配なので、水分を控えないとね」 消灯前にトイレに移動し排尿。患肢挙上し入眠する
○／× 6：00	「まあ、眠れました。今日は、胸のレントゲン検査と呼吸のなんとかでしたね」 血液検査実施　止血 OK
10：00	胸部レントゲンへ　異常所見なし　撮影中の立位保持可能
13：00	呼吸機能検査　FVC 2.86L　FEV$_1$　2.31L　FEV 1.0%　80.7
18：00	手術について、主治医より長女と本人へ説明、看護師同席 長女「わかりました。よろしくお願いします。元の通りに、元気に一人で生活できるようになればよいのですが」 本人「早く動けるようになって、お庭の手入れをしないと……リハビリも含めて、いつくらいに帰れますか？」 2 週間を目安に考えていること、既往もあるので、術後の経過によっては入院期間が延びるかもしれない旨を医師から説明され、納得される 説明後、特に質問等なし、落ち着いている
22：00	「手術をしたら、すぐによくなっておうちに帰れると思っていたけど、心臓のこともあるし、脳梗塞もしているからね……転んで骨折って寝たきりになる人もいるし心配です」 ベルソムラ 1T 内服し入眠
○／□ 6：00	「トイレで 1 回起きましたけど、よく眠れましたよ。少し熱があるようだけど何ともないです」 微熱あるが症状なし　経過観察

患者基本

3456-781-2		79歳 身長：143.0cm 体重：38.0kg

川添　宣子

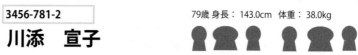

フローシート	患者状態	プロフィール		診断（新規）		診断（編集）		ケア予定	実施・必要度
	病日	イベント	帯	グラフ	検査表	食事	栄養	排泄	バイタル
	注射実	輸血	輸血実	薬剤	輸液確	In/Out	In/Out	観察	化料
	清潔	環境	備考	状態	必要度	看リスト	記事	指示コメ	担当

日付				○/○（水）			○/△（木）			○/×（金）	
病日				1日			2日			3日	
移動情報				13:00 入院確認							
イベント											
帯											

体温	脈拍	血圧	呼吸								
▲	★	V	●								
43.0	200	200	60								
42.0	180	180	54								
41.0	160	160	48								
40.0	140	140	42								
39.0	120	120	36								
38.0	100	100	30								
37.0	80	80	24								
36.0	60	60	18								
35.0	40	40	12								
34.0	20	20	6								
33.0	0	0	0								

食事	食種	常食（飲水フリー）									
	摂取量（主）		60	60	80	60	50	60			
	摂取量（副）		80	70	80	80	60	60			
栄養											
排泄	尿	1	3	2	3	2	3	3			
	便	1	0	0	0	0	0	0			
バイタル	体温	36.8	37	36.6	36.5	36.8	37.4	37.4			
	脈拍	66	72	66	68	66	76	78			
	血圧(S)	132	138	136	138	140	142	140			
	血圧(D)	68	74	68	72	74	78	72			
	呼吸数	16	18	12	12	14	18	16			
SpO₂(%)	RA	97	98	98	96	97	96	97			
	飲水	300	200	200	300	200	100	200			
注射	3号液　40mL/H	500									
IN		800									
OUT											
バランス											
疼痛		8/10	8/10	5/10	5/10	4/10	4/10	5/10			
疼痛部位		右大転子部	右大転子部	右大転子部	右大転子部	右大転子部	右大転子部	右大転子部			
足背動脈触知		R＝L	R＝L	R＝L	R＝L	R＝L	R＝L	R＝L			
下肢のしびれ			右軽度	右軽度	なし	なし	なし	右軽度	右軽度		
足趾の動き		R＝L＋	R＝L＋	R＝L＋	R＝L＋	R＝L＋	R＝L＋	R＝L＋			
腸蠕動音		弱＋	＋	＋	弱＋	弱＋	弱＋	弱＋			
呼吸音		R＝L	R＝L	R＝L	R＝L	R＝L	R＝L	R＝L			

	主保険	自動選択
	未選択	

必要時	診療歴	患者詳細	関連ID
診察取消		診察内容確認	

注意情報

カーデックス		帯作成		パルトグラム	看護履歴	フォント	最新化	
検査	血糖	測定	手術	検体	画像	注射	標準	一日
処置他	処置実	褥瘡	口腔	安全	処ケア	説明		

	○/□(土)			○/▽(日)			○/☆(月)			○/●(火)	
	4日			5日			6日			7日/**手術予定日**	
							21時～禁飲食				
40											
40											
2											
0											
37											
78											
144											
76											
18											
97											
100											
4/10											
右大転子部											
R=L											
なし											
R=L+											
弱＋											
R=L											

指示用紙

診療科	整形外科	主治医	高橋　Dr
患者 ID	3456-781-2	受け持ち看護師	秋山
患者氏名	川添　宣子	男 ・ ⦅女⦆ 生年月日	19 ×× 年 5 月 10 日（79 歳）

日時		指示内容	指示受け日 / 指示受け者	
○ / ○ 入院時	点滴	・3 号液 500 mL　40 mL/h　1 本　終了後ロック		
○ / ○ 入院時	内服	・ネキシウムカプセル（20 mg）1T　1 日 1 回　朝食後 ・ジゴキシン（0.25 mg）1T　1 日 1 回　朝食後		
○ / ○ 入院時	酸素	・SpO$_2$　90%以下で O$_2$　1L カニューラから開始 ・SpO$_2$　90%以下　1L 増量可能（MAX　4L） ・SpO$_2$　90%以下や呼吸困難感継続するとき　Dr.Call		
○ / ○ 入院時	血圧・脈拍	・収縮期 Bp 160 mmHg 以上　90 mmHg 以下　Dr.Call ・脈拍 120 bpm 以上　60 bpm 以下　Dr.Call		
○ / ○ 入院時	安静度	・ベッド上安静・患肢挙上 ・トイレ、検査移動時は車いす可		
○ / ○ 入院時	食事	・常食 ・差し入れ可 ・飲水フリー		
/				
/				
/				

【特殊指示】

日時		指示内容		
○ / ○ 入院時	疼痛時	①ロキソプロフェン 1 錠　内服 ②ボルタレン坐剤　25 mg　挿肛 ③アセトアミノフェン投与：Dr.Call		
○ / ○ 入院時	不眠時	・ベルソムラ　1 錠内服		
○ / ○ 入院時	発熱時	・38.5℃以上　Dr.Call		
○ / ○ 入院時	便秘時	・ピコスルファート　10 滴より内服　増量可		
○ / ○ 入院時		・十二誘導心電図　入院時と胸部症状出現時、脈拍数異常時		
/				
/				
/				
/				

検査結果		川添　宣子　様　　79歳	
採取日 採取時間	○/○ 13：00 基準値	入院時	入院3日目
白血球数	2.7-8.8	8.8	9.6
赤血球数	3.7 -5.4	4.68	4.88
血色素量	11.0-17.0	11	12.2
ヘマトクリット値	34-49	52	48
MCV	84-100	111	98
MCH	27-34	23.5	25
MCHC	32-35	21	25
PLT	140-340	118	120
好中球%	42-74	68	
好酸球%	6.0 以下	5	
好塩基球%	2.0 以下	1	
リンパ球%	19-47	20	
単球%	2.8	2	
PT	12 ± 2	10	11
PT-INR		2.3	1.96
APTT	30 ± 5	32	48
D ダイマー	0.8 未満	1.2	1
AT Ⅲ	80-120	100	118
TP	6.6-8.2	6.4	6.3
ALB	3.9-4.9	3.8	3.2
AST	8-38	34	32
ALT	4-44	32	36
γ-GTP	16-73	68	18
T-Bil	0.2-1.2	1.1	1.2
D-Bil	0.2 以下	0.68	0.89
I－Bil			
AMY	198-485	182	162
UA	2.5-6.3	4.6	5.6
BUN	8.0-22.6	22.6	20.8
CRTN	0.4-0.8	0.88	0.98
eGFR			
Na	138-148	150	146
K	3.6-5.2	3.6	3.4
Cl	98-108	110	108
Ca	8.5-10.5	6.6	6.5
CK	43-165	358	360
CK-MB	25 以下	2	3
CK-MB%	0-6.8		
BS	60-110	68	58
NH3	12-66	58	66
CRP	0.3 以下	0.8	2.8

1）間接的フェーズ：情報の共有

先輩：今朝のカンファレンスは、入院4日目の川添宣子さんを取り上げたいと思います。担当ナースは、簡単に状況を説明してくれますか？

後輩：はい。川添宣子さん、79歳女性です。自宅で転倒し、右大腿骨頸部骨折で入院しました。自宅で、畳の上に置いてあった新聞紙で足を滑らせたようです。既往に心房細動と脳梗塞があります。脳梗塞は昨年発症していますが、麻痺などはほとんどなく、ADLは自立しています。治療としては、入院7日目に手術を予定していて、本日は、口腔外科の受診があります。

先輩：では、川添さんの電子カルテの情報から、看護のために必要な情報を挙げてみましょう。（→カンファレンスの続きを図Ⅲ-B-1で確認しましょう）

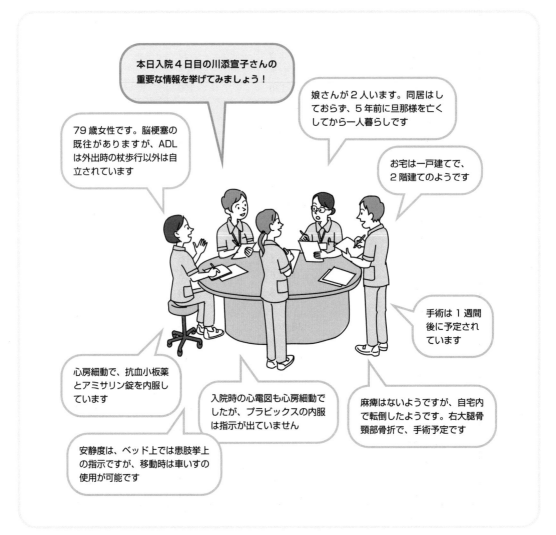

●●図Ⅲ-B-1　間接的フェーズ：朝のカンファレンス①

2）間接的フェーズ：知識の確認①

先輩：大腿骨頸部骨折は、高齢者の転倒で多い骨折の部位ですね。特に女性の場合、骨密度が低下しやすいので、ちょっとした転倒で骨折に至ります。大腿骨部の骨折には大腿骨頸部骨折と大腿骨転子部骨折があります。この2つの大きな違いは、わかりますか？

後輩：え～と、たしか関節の外か？　内か？

先輩：そうですね。大腿骨頸部骨折は関節包内での骨折で、大転子部の骨折は関節包外での骨折という違いがあります。関節包外で出血する大転子部骨折では1,000 mL の出血になることがあります。関節包内で骨折する頸部骨折では、出血量は少ないですが、内方に出血するため圧迫による痛みが強く出ます。川添さんの出血量はどうなると考えられますか？

後輩：はい。既往に心房細動、脳梗塞があり、抗血小板薬を内服していたので、出血量が多くなる可能性があります。出血による圧迫で痛みが強くなる可能性もあります。

先輩：そうですね。クロピドグレル硫酸塩錠（プラビックス®）は、血小板の活性化に基づき血小板凝集を抑え、血栓の形成を抑える薬（抗血栓薬）です。半減期は 6.9 ± 0.9 hr ですが、手術等の前には 5～7 日間の休薬が必要になるので、今回、川添さんは入院後 1 週間目に手術が予定されていますね。効果判定は、PT–INR で行われるので、血液検査結果も大事な情報です。一方で、抗血小板薬を休薬しているので、術後の血栓塞栓にも注意が必要になってきますね。

先輩：もう一点、高齢者の転倒の原因には、一般的に何がありますか？

後輩：意識障害や不整脈、麻痺や低血糖、高齢による筋力の低下や認知機能の低下があります。

先輩：そうですね。川添さんは昨年、脳梗塞を発症し、ほとんど麻痺がなくて ADL も自立していたようですが、外出時には杖を使用していました。軽度の麻痺はあったかもしれませんし、心房細動でアミサリンの内服もしていたので、徐脈による心拍出量の低下も考えられます。入院前の詳しい生活状況や、めまいの有無などの症状も重要な情報になってきますね。

3）間接的フェーズ：アセスメントと問題抽出①

先輩：では、アセスメントをしてみましょう。

後輩：転倒による大腿骨頸部骨折により、身体の可動性が制限され、疼痛が出現しています。抗血小板薬内服による出血量が多いと推測され、出血による神経圧迫のため、疼痛が強く出現することが予測されます。疼痛のコントロールと、股関節の良肢位の保持が必要になってきます。また、身体可動性の制限に加え、安静治療によりセルフケアに介助が必要な状況です。特に移動に関しては、車いすやトイレへの移乗に際し、入院による環境の変化や疼痛・ふらつき・筋力の低下・不整脈の出現などにより、再び転倒を引き起こす可能性があるので、十分な観察と環境の整備が必要です。

先輩：では、本日は「＃1 大腿骨頸部骨折に伴う急性疼痛」と「＃2 身体可動性障害に伴う転倒・転落リスク状態」の問題を中心にかかわっていきましょう。今まで得られた情報に加え、本日どのような情報が必要になってくるでしょうか？本日のOPを挙げてみましょう。（→カンファレンスの続きを図Ⅲ-B-2 で確認しましょう）

先輩：疼痛コントロールとともに、股関節の良肢位である内転・外転中間位の保持がきちんとできているかが大事ですね。転倒に関しては、身体的な要件と環境面をきちんと整えていきましょう。みなさんのディスカッションをまとめると、このようになるかしら？（→ 図Ⅲ-B-3）

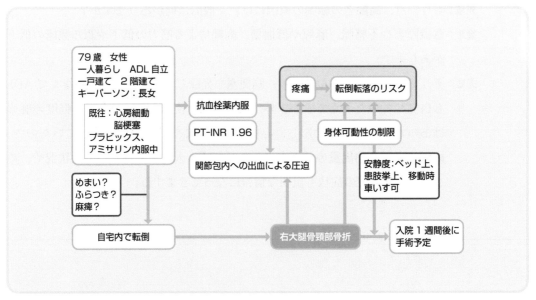

●●図Ⅲ-B-3　間接的フェーズ：情報をまとめる①

#1と#2に関して、本日必要な情報、OPを挙げてみましょう！

おうちは2階建てだそうです。主に過ごす場所や室内の段差、階段の昇降状況も確認しておいたほうがよいと思います

疼痛の程度や体位による変化、損傷部位の腫脹、下肢長の左右差を確認します

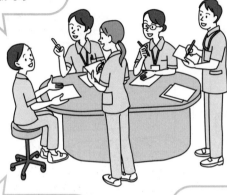

患者さんの履物とか、ベッドの高さ、寝衣の種類も確認しておきましょう。今回の入院前に、つまずいたり、めまいがしてフラッとなったりしたことがないか、確認したほうがよいですね

良肢位の保持状況や下肢挙上に腓骨頭が当たっていないか、足趾の動きと一緒に観察します

移動前に橈骨動脈の触知をして、徐脈がないかの確認と、心拍出量の低下を推測することも必要ですね

INRもまだ延長しているので、皮下出血の程度や大きさ、新たな皮下出血がないかの確認も必要ですね

動くと痛そうなので、検査の移動前に痛みの確認をして、薬が必要かどうか検討することも大事ですね

今日は口腔外科の受診があるので、移動時の姿勢、患肢への荷重がないか、介助の程度を確認しましょう

●●図Ⅲ-B-2　間接的フェーズ：朝のカンファレンス②

4）直接的フェーズ：アセスメントと問題抽出②

先輩：川添さんの朝の様子を見に行きましょう。（→ベッドサイドでの様子を図Ⅲ
-B-4 で確認しましょう）

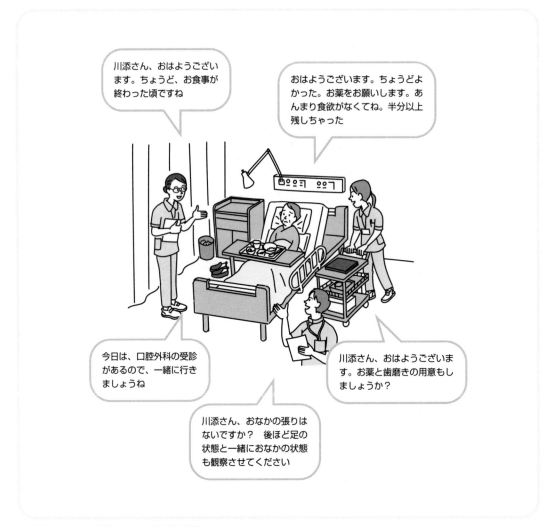

●●図Ⅲ-B-4　直接的フェーズ：朝の訪室

後輩：ちょっと食欲がなさそうでしたね。

先輩：では、先ほどの問題に加えて、「＃3便秘リスク状態」も問題として加えていきましょう。腸蠕動音を確認し、水分摂取を勧めて、必要であれば眠前に薬剤の使用を検討してもよいかもしれませんね。術前の呼吸訓練を開始して、床上での活動も少し取り入れてみましょう。（→カンファレンスの続きを図Ⅲ-B-5で確認しましょう）

ちょっと食欲がなさそうでしたね。川添さんをみてアセスメントで変わったところはありますか？

活動量の低下から、食欲が低下しているのだと思います

位置が少し遠い
物を取ったり、
不便そうです。
落しないよう
いきましょう

ベッドの高さは大丈夫でした。靴も運動靴で安全です。履きやすさや動きやすさは、車いす移乗時に確認したほうがよさそうです

入院日から排便がないのも、原因だと思います。食事の摂取量が徐々に低下していますし

良肢位は保たれているようですし、痛みも落ち着いているようです

水分の摂取量も少ないですね。水分摂取しやすいものを伺って、1Lは飲んでいただきたいです

●●図Ⅲ-B-5　直接的フェーズ：朝のカンファレンス

5）行為の中のフェーズ：ケアの実施

先輩： そろそろ、口腔外科受診の時間ですね。一緒に車いす移乗をしましょ
イレの誘導も忘れないようにね。（→ケアの様子を**図Ⅲ-B-6**で、ケア
報共有を**図Ⅲ-B-7**で確認しましょう）

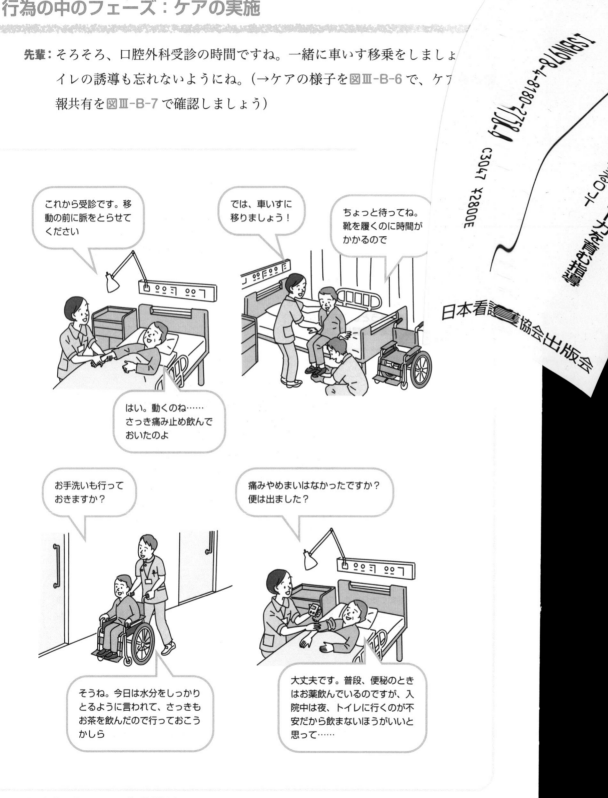

●●図Ⅲ-B-6　行為の中のフェーズ：移動援助

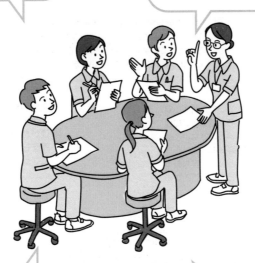

車いす移乗に少し時間がかかって、大変そうでした。靴を履くのも時間がかかるし……

移動前に脈を確認したけど、徐脈等もなく、めまいもなかったです。自宅では誤って転倒したと言ってました

お茶が好きだそうなので、水分摂取は大丈夫そうですね。長女さんが水筒を持ってきてくれているし、取りやすいところに置いてあるので、摂取量を書いてもらってもよいかもしれません

トイレに移乗するときは手すりにつかまって、ほぼ自力で移動できていました。「うちにも手すりがあればいいのに……」と、おっしゃってました

おなかも張っているようだし、普段から便秘時はお薬を使っているようなので、一度、便秘時の指示の薬を使ってもよいかもしれないですね

●●図Ⅲ-B-7　行為の中のフェーズ：移動援助後のナースたちの会話

6）行為後のフェーズ：本日の振り返り

先輩：夜勤との交替前に、本日の振り返りをしましょう。

後輩：川添さんは高齢ですし、手術までに1週間の安静が必要です。そのため、臥床による廃用予防とともに、術後早期に離床してADLを入院前と同じように

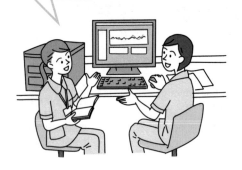

#1大腿骨頸部骨折に伴う急性疼痛については、ご自身で内服のタイミングなども理解されてきています。良肢位も保てていますし、このまま継続してケアしていきます

臥床が長くなってきていて、抗血小板薬を休薬しているので、移動時の血栓塞栓にも気をつけないといけないと感じました。手術の説明時に「寝たきりになるのでは……」という不安もあったので、何か術前からできることがあれば考えたいです

#2の転倒転落と、#3の便秘のリスクはとても関連が大きく、移動に対する不安も便秘の要因のひとつになっていると思います

術前から始められるリハビリを理学療法士さんと考えていきましょう。術前の呼吸訓練も術後の離床に効果があるので始めていきましょう。ご自宅に帰られることを考えると、要介護度の再評価やご自宅の改造なども検討が必要かもしれません。長女さんや本人から、担当のケアマネジャーさんを聞いておいたほうがよいですね

入院後4日目になって安静臥床も長くなってきたので、便秘が助長されるのが心配ですね。筋力の低下も心配です。昨夜は眠剤も服用しているようです。本日は服用するかどうかわかりませんが、便秘時の指示である下剤を服用してもらって、夜間のみポータブルトイレの使用を本人と夜勤者に提案してみましょう

●● 図Ⅲ-B-8　行為後のフェーズ：振り返り

維持して退院してもらうのが目標です。そのために、術前からできる支援を考えていかなければなりません。術後の合併症予防も踏まえて何かできることがあるでしょうか？（→振り返りの様子を図Ⅲ-B-8で、追加の情報共有を図Ⅲ-B-9で確認しましょう）

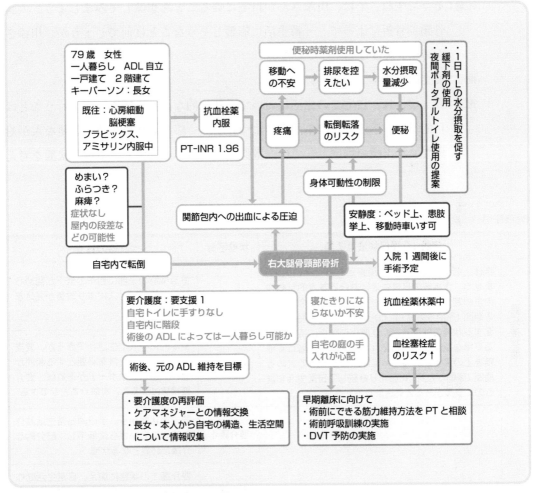

●●図Ⅲ-B-9　行為後のフェーズ：情報をまとめる②

7) 行為後のフェーズ：知識の確認②

後輩：抗血小板薬の休薬、安静臥床の長期化による術後の血栓塞栓症に気をつけないといけません。DVT 予防や早期離床に向けて、健側下肢の運動や上肢の運動が効果的だと思うので、実施していきたいと思います。

先輩：そうですね。では、川添さんが自宅に帰ることを想像してみましょう。大腿骨頸部骨折によって、一番生活に影響しそうなことは何でしょうか。川添さんの要介護度はいくつでしたか？

後輩：要支援 1 です。(表Ⅲ-B-1)

先輩：要支援 1 は、自宅での生活において、基本的な日常生活を一人で行うことは可能だが、手段的日常生活動作について、一部見守りや介助が必要な人が対象です。支援の程度としては一番低いですね。それでも、術後の状態を考え

■■表Ⅲ-B-1　要介護・要支援状態区分

<table>
<tr><th colspan="2">定義（介護保険法第 7 条）</th><th>状態区分</th><th>状態の目安</th></tr>
<tr><td rowspan="2">要支援状態</td><td rowspan="2">身体上若しくは精神上の障害があるために入浴、排せつ、食事等の日常生活における基本的な動作の全部若しくは一部について厚生労働省令で定める期間（原則 6 カ月）にわたり継続して常時介護を要する状態の軽減若しくは悪化の防止に特に資する支援を要すると見込まれ、又は身体上若しくは精神上の障害があるために厚生労働省令で定める期間（原則 6 カ月）にわたり継続して日常生活を営むのに支障があると見込まれる状態</td><td>要支援 1</td><td>生活機能の一部に若干の低下が認められ、介護サービスにより改善が見込まれる</td></tr>
<tr><td>要支援 2</td><td>基本的に一人で生活ができるが、要支援 1 と比べ、支援を必要とする範囲が広い。適切なサポートがあれば、要介護状態になることを防ぐことができる</td></tr>
<tr><td rowspan="5">要介護状態</td><td rowspan="5">身体上又は精神上の障害があるために、入浴、排せつ、食事等の日常生活における基本的な動作の全部又は一部について、厚生労働省令で定める期間（原則 6 カ月）にわたり継続して、常時介護を要すると見込まれる状態</td><td>要介護 1</td><td>要支援状態から、手段的日常生活動作を行う能力がさらに低下し、部分的な介護が必要となる状態</td></tr>
<tr><td>要介護 2</td><td>要介護 1 の状態に加え、日常生活動作についても部分的な介護が必要となる状態</td></tr>
<tr><td>要介護 3</td><td>要介護 2 の状態と比較して、日常生活動作及び手段的日常生活動作の両方の観点からも著しく低下し、ほぼ全面的な介護が必要となる状態</td></tr>
<tr><td>要介護 4</td><td>要介護 3 の状態に加え、さらに動作能力が低下し、介護なしには日常生活を営むことが困難となる状態</td></tr>
<tr><td>要介護 5</td><td>要介護 4 の状態よりさらに動作能力が低下しており、介護なしには日常生活を営むことがほぼ不可能な状態</td></tr>
</table>

ると、移動動作に関しては、リハビリを頑張っても元通りまで回復するのは難しいと思います。つまり、移動を伴う排泄行動や清潔行動、買い物や食事の支度、病院への通院など、さまざまな場面で不自由な点が出てくるのが容易に想像できますね。では、どの程度の介護度が予測できますか？

後輩: 要介護 1〜3 でしょうか？　少なくとも、自宅の段差をなくして、浴室やトイレに手すりを付けてあげたいです。

先輩: 要介護 1 程度は想定できますね。要介護度によって支援可能な点数と受けられるサービスが変わるので、術前からケアマネジャーさんと情報交換をしておく必要があります。また、川添さんは一人暮らしですので、本人・家族の要望や術後の生活について話し合っていく必要がありますね。

後輩: なるほど。介護保険などの社会資源について、あまり意識したことがありませんでしたが、情報の中から確認して、患者さんの生活と照らし合わせて考える必要がありますね。

先輩: その通り。患者さんの入院生活だけではなく退院後の生活も想像して、看護の目標を日々考えられるようにしていきましょう。

C 熊谷 武夫 *Takeo Kumagai*

一般（プロフィール）		20××/○/○　　宮地　優樹菜　記載	
5678-123-4　熊谷　武夫	クマガイ　タケオ		
	男	78歳 6カ月	（19××年11月28日生）
住　　所	埼玉県　△○市　678-2　かもめ荘 101 号		
連　絡　先	①△○市　社会福祉事務所　社会福祉課　担当　山下さん　080-9999-0000		
	②		
薬剤禁忌	薬剤アレルギーなし		
食物禁忌	かに		
入院期間	20××/○/○～		
病　　名	脱水・尿路感染症		

入院情報		
領域1： **ヘルスプロモーション**	入院時診断	脱水・尿路感染症
	主訴	発熱・倦怠感
	入院までの経過	生活保護受給者。福祉事務所に生活保護費を受け取りに来た際、ぐったりしていた様子で発熱もあり、市役所職員に連れられて受診したところ、上記診断にて緊急入院となる。
	既往歴	58歳　腰椎椎間板ヘルニア　手術（輸血なし）
	病状・入院の内容説明	尿路感染症による発熱と脱水を認めています。抗菌薬の投与と輸液で治療していきます。1週間ほどの入院になります。
	告知について	
	今回の入院・現在の健康状態をどのように受け止めているか	はぁ？　なんで入院になっちゃうの？　まいったなぁ～
	健康維持増進方法	
	喫煙歴（BI）	530
	アルコール	1日1合程度（日本酒）
領域2： **栄養**	身長	170 cm
	体重	50 kg
	BMI	17.3
	栄養摂取状況	経口・食事形態（普通）・摂取量（1日2～3回/お茶碗半分程度）その他
	食事内容	和食
	水分摂取	1日1,000 mL程度
	嚥下障害	なし
	義歯	あり（部分）
	皮膚の状態	落屑あり
	インシュリン	使用なし
領域3： **排泄と交換**	排尿	（5～6）回/日　そのうち夜間2回
	排便	（1）回/（1）日　最終排便1日前
	ガス交換障害	なし
	その他関連情報	
領域4： **活動/休息**	睡眠時間	就寝時間（ 22 ）時　～　起床時間（ 8 ）時
	睡眠剤の使用	なし

	不眠	なし	
	倦怠感	あり	
	活動により出現する症状	なし	
	セルフケア（移動）	自立	
	セルフケア（清潔）	自立	
	セルフケア（更衣）	自立	
	セルフケア（食事）	自立	
	セルフケア（排泄）	自立	
	他の行動障害	なし	
	住居の形態	2階建てアパートの1階部分	
	そのほか関連情報	なし	
	患者基本：社会的資源の補足・追加	生活保護受給。担当　山下さん 毎月きちんと福祉事務所まで生活保護費を受け取りに来ているとのこと	
領域5： 知覚/認知	意識レベル（JCS）	0〜1	
	注意力障害	あり	
	見当識障害	なし	
	指示動作	従う	
	意思表示	できる	
	話の理解	曖昧なときあり	
	患者基本：社会的資源の補足・追加		
領域6： 自己知覚	自分の性格をどのように思うか	頑固	
	家族は患者の性格をどのようにとらえているか		
	自分の身体の変化をどのように感じているか	おかしい	
	看護師が気づいた言動	なんでこんなところにいるんだ？	
	その他の関連情報		
領域7： 役割関係	現在の職業	なし	
	過去の職業	植木屋	
	役割		
	家族構成	一人暮らし　娘がいるが所在不明（確認中）	
	同居者	氏名（　　　　　　　　　）続柄（　　　）	
		氏名（　　　　　　　　　）続柄（　　　）	
	キーパーソン	あり　氏名（　山下　幹夫　）続柄（福祉課職員）	
	主介護者・役割	あり　氏名（　　　　　　　　　）続柄（　　　）	
	その他の関連情報		
領域8： セクシュアリティ	性機能の問題		
領域9： コーピング/ストレス耐性	ストレス	なし	
	ストレスの対処法		
	不安	帰れないこと	
	看護師が気づいた言動		
	神経・脳の異常		
領域10： 生活原理	宗教	なし	
	人生の価値観		

領域 11：安全 / 防御	感染のリスクファクターの存在	皮膚落屑、汚染あり
	皮膚損傷の有無	なし
	喀痰	時折　粘稠痰少量
	身体への危害または損傷	なし
領域 12：安楽	疼痛	なし
	悪心・嘔吐	なし
	その他の関連情報	
領域 13：成長 / 発達	成長・発達	老年期

看護記録より抜粋	
日・時間	内 容
○/○ 11：00	車いすにて緊急入院。左手末梢ラインより生食 500 mL 投与中、残 200 mL 流速 100 mL/h で持続投与となる。3L カニューラで酸素投与中 外来で培養すべて採取済み、COVID-19、インフルエンザすべて陰性 次回抗菌薬の投与は 20 時となる。るい痩あり、皮膚落屑・汚染あり 「なんだか大変なことになっちゃってるんだよ〜」落ち着かない様子あり 意識レベル JCS1　アナムネーゼ聴取中に時折曖昧な返答あり。何度か聞き直す Bp 98/58 mmHg　PR 98 回 / 分　BT 39.0℃　RR 22 回 / 分　SpO$_2$　93% 発熱あり。アセトアミノフェン投与の指示となる
14：00	BT 38℃台まで下降する。尿意あり、トイレまで付き添う。歩行ふらつきなし トイレまでの道順を伝える。尿混濁・浮遊物あり　比重測定する 発汗あり、全身清拭実施。皮膚汚染著明「ああ、気持ちいいね」 排尿後　身長・体重測定実施　身長 170 cm　体重 50 kg
18：00	「喉は乾かないよ……」 夕より飲水フリーとなる。むせなく 100 mL 摂取する
21：00	付き添いにてトイレ歩行 尿混濁軽減、排尿時痛なし。排泄行動・トイレへの移動は自立している
○/△ 2：00	39℃まで発熱　Dr コールしアセトアミノフェン投与の指示となる 生食 500 mL　1 本負荷開始。倦怠感強く、夜間は床上での排尿を説明し納得される
4：00	ナースコールあり。伺うと尿失禁あり更衣する。本人に説明し夜間のみオムツ着用となる
6：00	解熱あり、倦怠感軽減しているとのことで、付き添いにてトイレ歩行実施 尿混濁軽度　尿比重下降あり 「いや〜久しぶりによく寝たな〜」　表情落ち着いている
8：00	「いつもは、朝ごはん食べないからな〜、食欲ないや」昼より全粥食開始となる
10：00	福祉事務所　山下様から連絡あり、長女さんが隣の県に在住とのこと 明日、来院予定となる。輸液 3 号液に変更の指示となる
12：00	全粥食開始。配膳下膳は介助したが、セッティングで自力摂取可能 20 〜 30%ほど摂取
14：00	病室前で、うろうろしている様子あり。声をかけると「トイレどこだっけ？」 付き添ってトイレまで誘導する。尿混濁なし、浮遊物軽度 尿比重も低下、比重測定終了となる
19：00	「腰（ヘルニア）をやっちゃってから、仕事ができなくなっちゃったんだよ〜。元々、個人でやっ てたからね……生活ができなくなって役所に相談したら、生活保護をもらえるようになって助 かってる。娘とは、もう何年も会ってないよ」 夕食後、上記発言あり。奥様は 30 年前にクモ膜下出血で他界されたとのこと 長女さんとの関係はよくない様子で話したがらない。食事は進まず
○/× 2：00	巡視 ベッドサイドで立っているところを発見。点滴は自己抜去されている 「虫がいたんだよ、たくさん。困っちゃうよ〜もう帰るからさ。早く、早くしてよ」 落ち着きなく興奮された様子あり。失見当識あり。医師に報告し、リスパダール® 1P 内服する。 点滴は日中確保するので、夜間は投与しなくてよいとのこと 内服後、落ち着きあり入眠する
6：00	傾眠傾向、声をかけかろうじて目を開ける。オムツ内失禁あり。BT 下降見られる

疑義返信 文書 カルテ切替	**5678-123-4** **熊谷　武夫**	78歳 身長：170.0cm 体重：50.0kg

フローシート	患者状態	プロフィール	診断（新規）		診断（編集）		ケア予定	実施・必要度	
	病日	イベント	帯	グラフ	検査表	食事	栄養	排泄	バイタル
	注射実	輸血	輸血実	薬剤	輸液確	In/Out	In/Out	観察	化料
	清潔	環境	備考	状態	必要度	看リスト	記事	指示コメ	担当

日付			○/○（水）		○/△（木）		○/×（金）		
病日			1日		2日		3日		
移動情報			11:00 入院確認						
イベント									
			3Lカニューラ						

バイタルグラフ（体温▲ 脈拍★ 血圧V 呼吸●）

体温 ▲	脈拍 ★	血圧 V	呼吸 ●
43.0	200	200	60
42.0	180	180	54
41.0	160	160	48
40.0	140	140	42
39.0	120	120	36
38.0	100	100	30
37.0	80	80	24
36.0	60	60	18
35.0	40	40	12
34.0	20	20	6
33.0	0	0	0

		○/○（水）		○/△（木）		○/×（金）		
食事	食種	飲水フリー	昼～全粥食					
	摂取量（主）			20	20			
	摂取量（副）			30	30			
栄養								
排泄	尿	1	失禁1　1	2	2	2		
	尿量	400	400	700	600	600		
	便	1	0	0	1	0		
バイタル	意識レベル（JCS）	1　1　1	2　1	1	1	1		
	体温	39.0　37.6　38.4	39　37.2	36.8	37.3	36.8		
	脈拍	98　88　98	112　96	82	78	72		
	血圧(S)	98　98　100	96　98	110	118	122		
	血圧(D)	58　58　68	54　68	66	72	74		
	呼吸数	22　18　20	24　20	18	16	12		
SpO₂(%)	RA	93　95　96	98	98	96	97		
尿比重		1.026	1.02	1.018				
注射	飲水	100	700	200	300	200		
	生理食塩水　100mL/h	2000						
	生理食塩水　60mL/h	720	240					
	セフトリアキソンナトリウム1gバッグ	200	100		100			
	アセリオバッグ	100	100					
	ソリタT3®　60mL/h		360	480	480			
IN		3120	1500	680/2180	880/3060			
OUT		400	400	700/1100	600/1700			
バランス		+2720	+1100	−20/+1080	+280/+1360			
	尿混濁	3+	1+	1+	なし	なし		
	排尿時痛	なし	なし	なし	なし	なし		
	倦怠感	あり	あり	なし	不明	なし		

	主保険	自動選択
	未選択	

必要時	診療歴	患者詳細	関連ID

注意情報

診察取消　　　　　　診察内容確認

カーデックス		帯作成	パルトグラム		看護履歴	フォント	最新化	
検査	血糖	測定	手術	検体	画像	注射	標準	一日
処置他	処置実	褥瘡	口腔	安全	処ケア	説明		

○/□(土)	○/▽(日)	○/☆(月)	○/●(火)
4日	5日	6日	7日

診療科	内　科	主治医	二木　Dr
患者 ID	5678-123-4	受け持ち看護師	宮地
患者氏名	熊谷　武夫　　　（男）・女　　生年月日　　19××年 11 月 28 日（78 歳）		

日時		指示内容	指示受け日 / 指示受け者	
○ / ○ 入院時	点滴	・生理食塩水 500 mL　100 mL/h ・セフトリアキソンナトリウムバッグ 1g　2 回 / 日		
○ / ○ 入院時	内服	・ネキシウムカプセル（20 mg）1 日 1 回　朝食後		
○ / ○ 入院時	酸素	・3L カニューラ ・SpO₂　93％以下で O₂　1L ずつ増量可能（MAX5L） ・SpO₂　93％以下や呼吸困難感継続するとき、Dr.Call ・SpO₂　96％以上維持できていたら 1L ずつ減量（off 可）		
○ / ○ 入院時	血圧・脈拍	・収縮期 Bp 160 mmHg 以上　90 mmHg 以下　Dr.Call ・脈拍 120 bpm 以上　60 bpm 以下　Dr.Call		
○ / ○ 入院時	安静度	・フリー（付き添いにて）		
○ / ○ 入院時	食事	・全粥食　（○ / △昼食から） ・差し入れ可 ・飲水フリー		
○ / ○ 18：00 〜	点滴	・生理食塩水 500 mL　60 mL/h ・セフトリアキソンナトリウムバッグ 1g　2 回 / 日		
○ / ×	点滴	・ソリタ T3®　60 mL/h ・セフトリアキソンナトリウムバッグ 1g　2 回 / 日		
/				

【特殊指示】

○ / ○ 入院時	疼痛時	①ロキソプロフェン　1 錠　内服 ②ボルタレン坐剤　25 mg　挿肛 ③アセトアミノフェン投与：Dr.Call		
○ / ○ 入院時	不眠時	・ベルソムラ　1 錠内服		
○ / ○ 入院時	発熱時	・38.5℃以上　アセトアミノフェン投与		
○ / ○ 入院時	便秘時	・ピコスルファート　10 滴より内服　増量可		
/				
/				

※アミかけ部分は終了した指示

検査結果			熊谷　武夫　様　　78歳	
採取日	○／○			
採取時間	11：00			
	基準値		入院時	入院2日目
白血球数	2.7-8.8		12.8	11.8
赤血球数	3.7 -5.4		5.4	4.5
血色素量	11.0-17.0		15.8	12.8
ヘマトクリット値	34-49		52	45
MCV	84-100		96.2	
MCH	27-34		29.2	
MCHC	32-35		30.3	
PLT	140-340		150	120
好中球%	42-74		89	
好酸球%	6.0 以下		5	
好塩基球%	2.0 以下		2	
リンパ球%	19-47		48	
単球%	2.8		2.5	
PT	12 ± 2		12	11
PT-INR			1.88	1.68
APTT	30 ± 5		32	48
D ダイマー	0.8 未満		1.2	0.8
AT III	80-120		68	72
TP	6.6-8.2		6.4	6
ALB	3.9-4.9		3	2.8
AST	8-38		55	54
ALT	4-44		48	46
γ-GTP	16-73		80	82
T-Bil	0.2 -1.2		2.18	1.98
D-Bil	0.2 以下		0.68	0.89
I－Bil				
AMY	198-485		480	483
UA	2.5-6.3		6.8	6.6
BUN	8.0-22.6		24.6	20.8
CRTN	0.4-0.8		1.98	0.98
Na	138-148		152	148
K	3.6-5.2		3.5	3.8
Cl	98-108		121	110
CK	43-165		44	
BS	60-110		60	108
CRP	0.3 以下		13.8	10.8
【尿定性】				
尿比重			1.028	
ph			5.5	
ウロビリ			±	
糖			－	
ケトン			1＋	
たんぱく			－	
潜血			3＋	
【尿沈渣】				
赤血球			30-49	
白血球			1-4	
扁平上皮			1-4	
細菌			3＋	
硝子円柱			0-1	
上皮円柱			1	

1）間接的フェーズ：情報の共有

先輩： 今朝のカンファレンスは、入院3日目の熊谷武夫さんを取り上げたいと思います。担当ナースは、簡単に状況を説明してくれますか？

後輩： はい。熊谷武夫さん、78歳男性です。福祉事務所に生活保護費を受け取りに行った際、様子がおかしいことに気づいた福祉事務所の職員に付き添われて受診しました。発熱があり、検査結果から尿路感染が疑われ、脱水兆候もあったため入院となっています。尿路感染については、抗菌薬の投与が3日目になります。脱水については、輸液により補正しています。入院時は39℃の発熱があり、アセトアミノフェンなどを使用していましたが、今朝は発熱もなく落ち着いてきています。

　現在、一人で暮らしているようですが、たまにつじつまが合わなかったり、失見当識があったりして、普段の生活状況についての情報があまりありません。昨夜は夜間せん妄があったようで、本日は、認知機能の検査が追加になりました。

先輩： 夜間、せん妄状態だったのですね。では、熊谷さんの電子カルテの情報から、看護のために必要な情報を挙げてみましょう。（→カンファレンスの続きを図Ⅲ-C-1で確認しましょう）

2）間接的フェーズ：知識の確認①

先輩： では、せん妄について少し知識を確認しておきましょう。せん妄とは、身体的な要因から、注意力の低下を伴った意識障害、見当識障害を含む認知機能の変化が起こる状態をいいます。この変化についての特徴は覚えていますか？

後輩： はい、短期間で症状が出現して、数週間で消失する一過性のものです。

先輩： そうですね。では、まず熊谷さんがせん妄だとしたら、考えられる要因や有用な情報を挙げてみましょう。（→カンファレンスの続きをp.126 図Ⅲ-C-2で確認しましょう）

先輩： みなさん、たくさん情報を挙げてくれましたね。何か気づいたことはありますか？

後輩： はい、こうやって情報を確認してみると、熊谷さんの不穏や失見当識が、せん妄によるものなのか、もしくは、もともとの認知機能によるものなのかが不明瞭のような気がします。

先輩： そうですね。熊谷さんは入院3日目ですが、入院時から高熱や脱水などもあり、

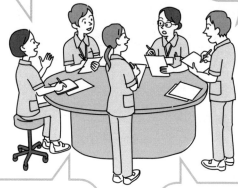

本日入院3日目の熊谷武夫さんの重要な情報を挙げてみましょう！

奥様が30年前に亡くなって、今は一人暮らしです。長女さんが見つかって、本日来院予定です

生活保護受給者ですが、もともとは植木職人さんで、腰椎ヘルニア後に働けなくなったようです

今回は、尿路感染と脱水で入院になっています。補液と抗菌薬で治療しています

昨夜は「虫がいる」と興奮されて、末梢ラインを自己抜去されています。リスパダールを内服しています

発熱時はアセトアミノフェンを使用していますが、本日は、解熱されています。食事も昨日から開始になりました

時折、つじつまの合わない返答があったり、トイレの場所がわからなくなったりすることがあるようです

脱水については尿比重の下降も見られていますし、尿路感染については、尿の混濁もよくなってきています

安静度は、付き添いでフリーになっています。日中はトイレまで付き添っていますが、夜間は失禁も見られていて、オムツを使用しています

●●図Ⅲ-C-1　間接的フェーズ：朝のカンファレンス①

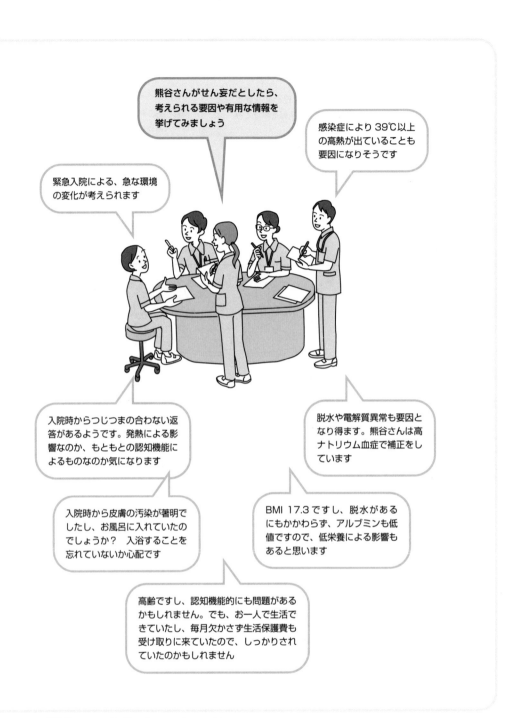

●●● 図Ⅲ-C-2　間接的フェーズ：朝のカンファレンス②

みなさんが挙げてくれた多くの要因から、せん妄が出現しやすい状況でした。しかしながら、入院前の生活状況や環境についての情報が乏しいので、もともとの認知機能の程度と比較できません。安易に「せん妄」と判断してしまうのは危険ですね。

後輩：「認知症」の可能性も考えて、観察しないといけないですね。

先輩：そうですね。では、せん妄と認知症の違いについて押さえておきましょう。「認知症」は脳の器質的な原因により、認知機能が低下し、日常生活全般に支障が出てくる状態をいいます。せん妄が短時間のうちに出現する一過性の症状であるのに対して、認知症では月から年単位で徐々に発症・進行していきます。まずは、熊谷さんの入院前の認知機能がどうだったのか、日常生活に支障が出ていなかったかどうかが重要になってきますね。

認知症の症状としては、記憶障害・見当識障害・失語などの「中核症状」と、幻覚・妄想・興奮・不穏・徘徊・焦燥・社会的に不適切な言動・性的逸脱行為・暴言・抑うつなどの「行動・心理症状（BPSD）」があります。「行動・心理症状（BPSD）」は必ず出現するわけではなく、環境や身体要因によって出現するので、本人の不安やストレスを取り除き、混乱させないようにケアする必要があります。

熊谷さんの場合、「せん妄」と「認知症」の両方の面から症状をとらえていく必要がありますね。

3）間接的フェーズ：アセスメントと問題抽出①

先輩：では、熊谷さんのアセスメントをしてみましょう。

後輩：はい。尿路感染による発熱によって脱水が惹起されたのか、脱水による尿量減少により尿路感染症が惹起されたのかは不明ですが、体液・電解質が不均衡な状態にあると考えられます。感染に対しては抗菌薬による加療が開始となっています。脱水に関しては補液中に加え、飲水・食事も開始になっています。しかしながら、摂取量はまだ上がってきていないので、引き続き飲水量、尿量、食事摂取量、発熱時の代謝の亢進などを踏まえた管理が必要です。

精神面については、失見当識、記憶障害、興奮、幻視といった症状が出現していますが、急性に出現した可逆性の症状であるのか、慢性的に認知機能や脳の器質的問題で出現してきているのか評価が難しいです。いずれであっても、身体的要因、環境的要因、心理的要因が大きく影響するため、リスク要因を最大限排除できるよう介入する必要があります。症状の判断・評価のた

めにも、入院前の日常生活状況についての情報を詳しく収集する必要があります。

先輩：では、本日は「＃１発熱・脱水による体液量不足」と「＃２緊急入院に伴う環境の変化、感染・電解質異常などの身体的要因に関連した急性混乱」を問題としてかかわっていきましょう。今まで得られた情報に加えて、本日どのような情報を確認しますか？　ディスカッションした内容を整理して、本日のOPをホワイトボードにまとめてみましょう。（→図Ⅲ-C-3）

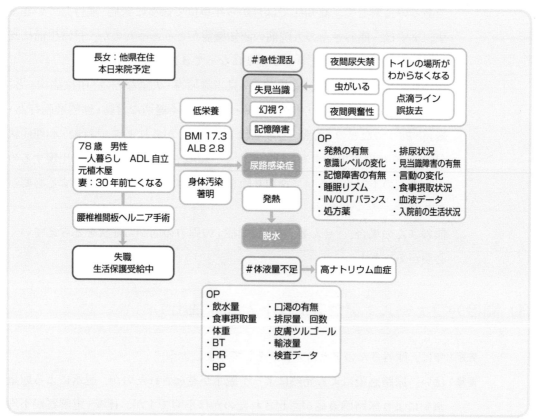

●●図Ⅲ-C-3　間接的フェーズ：情報をまとめる①

4）直接的フェーズ：アセスメントと問題抽出②

先輩：熱が下がってきていますね。倦怠感などの症状がなければ、日中は一緒に散歩などをして、少しでも活動できるようにしましょう。では、朝の熊谷さんの様子を見に行きましょう。（→ベッドサイドでの様子を図Ⅲ-C-4で確認しましょう）

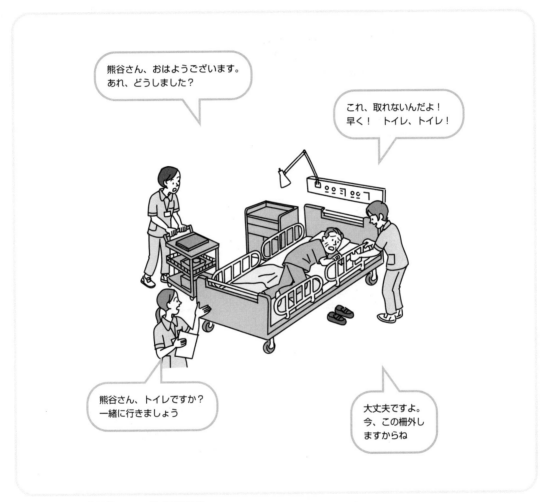

●●図Ⅲ-C-4　直接的フェーズ：朝の訪室

先輩：トイレに行きたくて、落ち着かない様子でしたね。熊谷さんの状況をみて、追加して確認することはありますか？（→カンファレンスの続きを図Ⅲ-C-5で確認しましょう）

先輩：入院前の生活状況については、長女さんがいらっしゃったときに、わかる範囲で聞いてみましょう。どのくらい会っていないのかが心配ですが……。

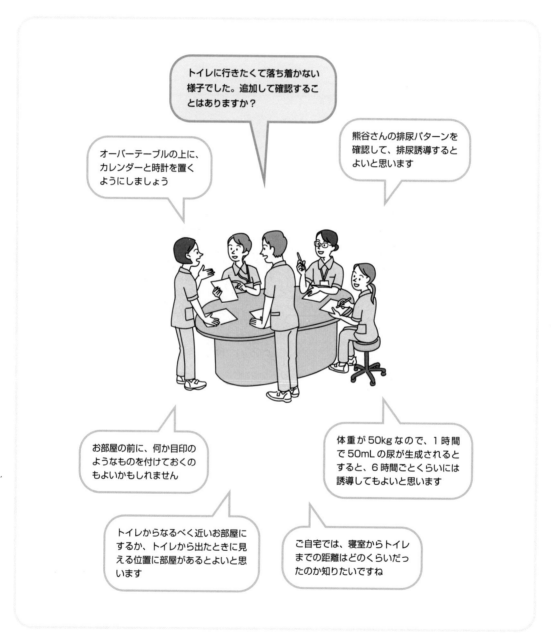

●● 図Ⅲ-C-5 直接的フェーズ：朝のカンファレンス

5) 行為の中のフェーズ：ケアの実施

先輩：昼食が来ました。熊谷さんに配膳しましょう。あまり食が進まないので、今日は摂取状況を観察してください。（→ケアの様子を図Ⅲ-C-6 で、家族からの情報収集を図Ⅲ-C-7 で確認しましょう）

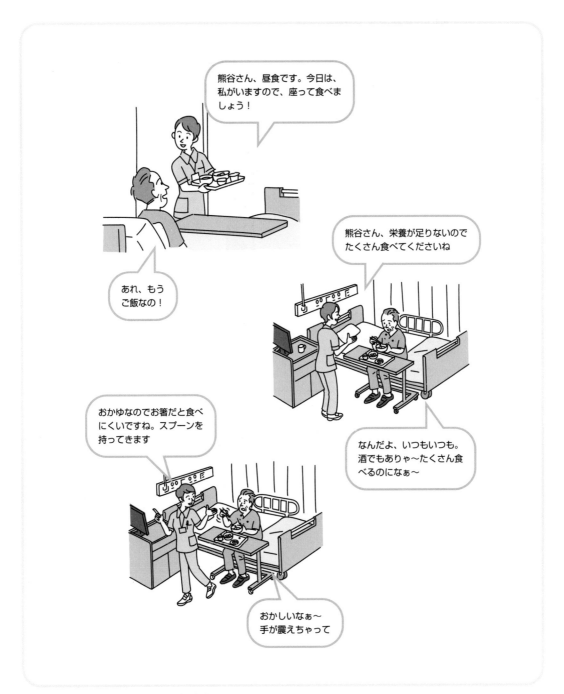

●●図Ⅲ-C-6　行為の中のフェーズ：食事のケア

急な入院でびっくりされたのではないですか？
お一人で暮らしているようですが、普段の生活
の状況をわかる範囲で伺いたいのですが

一番最後に会ったのは、2年前で
すかね。しっかりしているようで
したが、やはりお酒の瓶が台所に
たくさんあって、少しは控えるよ
う伝えたんですが……。食事は弁
当や惣菜などを買っているのだと
思います

母が30年前に亡くなって、それ
から一人で頑張っていたのです
が、ヘルニアをやってから、仕事
ができなくなって……

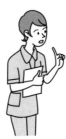
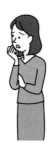

たまに実家に行ってもいつも
酔っぱらっていて、ケンカにな
るんです。それで、だんだんと
疎遠になってしまいました

普段からお酒は飲んで
いましたが、仕事を辞
めてたくさん飲むよう
になりました

母が亡くなったときは、私は実家
を出て働いていましたし、結婚し
て子どもができて、自分の生活の
ほうが大変になってしまって……

●●図Ⅲ-C-7　行為の中のフェーズ：長女からの情報収集

6) 行為後のフェーズ：本日の振り返り

先輩： 夜勤との交替前に、本日の振り返りをしましょう。今日、得られた情報をまとめて、熊谷さんの状態を再度アセスメントしてみましょう。（→振り返りの様子を図Ⅲ-C-8で、追加の情報共有を図Ⅲ-C-9で確認しましょう）

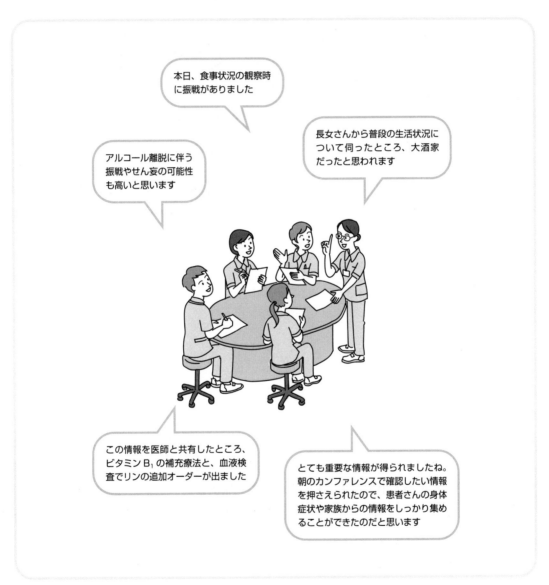

●●図Ⅲ-C-8　行為後のフェーズ：振り返り

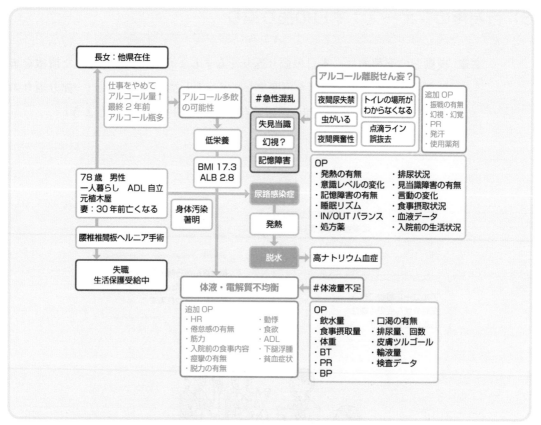

●●図Ⅲ-C-9　行為後のフェーズ：情報をまとめる②

7) 行為後のフェーズ：知識の確認②

先輩：では、アルコールによる離脱せん妄について確認しておきましょう。大酒家が突然アルコールをやめると、早期の離脱症状として1〜2日後に小動物幻視や振戦が出現することがあります。症状のピークは1〜3日程度ですので、熊谷さんも、昨夜出たような症状が、また出現する可能性があります。夜勤者に申し送っておきましょう。

後輩：わかりました。幻視や振戦の出現がないか、そのほか焦燥感や不安・不穏などの出現にも気をつけて観察してほしいです。

先輩：そのほかに、アルコールを多飲されている方に気をつけてほしい健康被害は何でしょうか？　今日、治療が開始になりましたね。

後輩：ビタミン不足でしょうか？

先輩：その通り。アルコールを肝臓で代謝する際に、多くのビタミンB_1が必要とな

りますが、食事からの摂取が少なくなるとビタミン B₁ 不足になり、脚気や意識障害、せん妄などが出現します。進行するとウェルニッケ脳症やコルサコフ症候群などを呈しますので、速やかなビタミン B₁ の補充が必要になります。（図Ⅲ-C-10）

後輩： では、しっかりとお食事を摂ってもらうことも重要ですね。これも、夜勤者に申し送りをして、下膳時などに何が食べやすそうだったかに注目してもらいます。

先輩： そうですね。明日の検査で追加になったリンの値にも気をつけておかないといけません。低栄養やアルコール多飲者の場合、糖分が一気に身体の中に入ると、インシュリンとともにカリウムやリンが細胞内に取り込まれて、一気に低下してしまう可能性があります。ATP、つまり身体の各組織でエネルギーの材料となるリンが不足していると、昏睡や痙攣、心不全や呼吸不全といった多臓器に影響が出てきます。

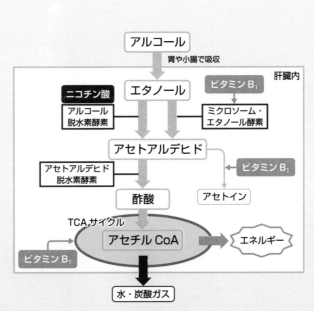

- アルコールは、肝臓内でアルコール脱水素酵素によってアセトアルデヒドになり、さらにアセトアルデヒド脱水素酵素によって酢酸に分解され、代謝される
- 大量の飲酒では、アルコール脱水素酵素では分解が追い付かず、ビタミン B₁ が使われる
- ビタミン B₁ は TCA サイクルでのエネルギー産生にも使用されるので、普段より多くビタミン B₁ が使用される

●●図Ⅲ-C-10　肝臓内でのアルコール代謝

後輩：なるほど、わかりました。脈拍もしっかり確認してもらって、不整脈時はモニターを付けられるようにしておきます。

先輩：そうですね。ただ、あまりラインやコード類を増やしてしまうとストレスや不安の要因になる可能性があるので、脈拍や顔色、四肢の冷感など、五感を使った観察を実施していきましょう。今は、しっかりと心身の状況を押さえたケアを中心にしていきましょう。

第 4 章

新人・後輩のアセスメント力を育む指導

1 アセスメントがうまくいかない3つのタイプへの処方箋

1）知識不足で情報収集が不十分なタイプ

（1）視野が狭く、最低限の情報しか見ていない

　このタイプは、かなり多いのではないでしょうか？　しかも、学生や新人だけではないと思っています。どんなに経験を積んでも、全人的に人をとらえる視点を忘れて「本日行うこと」のみに意識が向いたり、「効率よく、時間内に終わらせよう」という思いばかりが強かったりすると、**看護師としての視野が狭くなり、本日行うことに必要な最低限の情報さえあればよい**、ということになってしまいます。

　第1章の退院サマリー（p.9）の山田陽介さんを取り上げてみましょう。山田さんを全人的にとらえるためには、「図I-2：人をとらえる視点」（p.22）を念頭に、さまざまな角度から情報を収集することが必要となります。図I-3の枠組みに、山田さんの情報を入れたものが図IV-1です。下線部は退院サマリーに記載されていた内容、色文字は今必要な情報、その他は退院後でも収集できる情報です。**特に日常生活援助に関する「一部介助」の内容は重要です。**

　私たち看護師は、退院後の生活を見すえてアセスメントしなければなりません。「一部介助」だけでは、本人がどこまでできるのか、どのような行為を行うときに呼吸状態に影響するのかなどが不明であり、退院後の生活を継続して支援することができません。「移乗は一部介助」とあるので、退院時もおそらく、車いすを使用して帰宅されるでしょう。これでは、自宅に帰ってすぐにアプローチに困ってしまいます。

　身体の情報も不足しています。「ステロイド減量後も問題はない」では、何を根拠に問題がないのかわかりません。山田さんのことをアセスメントするには、もっと全人的に情報を集めて、「退院時の看護師のアセスメント」「解決された問題」「未解決の問題」「継続してほしいプラン」、つまり**看護師の頭の中を可視化して、次に看護・介護する方につなげていく**のです。それが、プロフェッショナルの仕事です。

精神的な状態：
認知、思考、判断、記憶、創造、感情などはどうか。人生観・価値観・死生観・健康観・信仰など。

認知は年齢相応、せん妄はない／理解力はある／我慢強く闘病意欲があるのが強み／入院前のように家庭で家事をしたり、家庭菜園をやったりして過ごしたい／感情の起伏はあまりなく穏やか／できる限り長生きしたいと考えている
疾患についての理解度は……／日常生活で気をつけることについての理解度は……

身体的な状態：
健康を脅かすものはないか。基本的ニードは満たされているか。

【退院時の状態】ステロイド減量後も問題はない
SpO₂、呼吸数、呼吸の型、咳嗽・痰の有無、副雑音の有無、生活動作での呼吸苦の出現状況・SpO₂ の変化、検査結果（胸のレントゲン・血液検査〔炎症反応、腎機能・肝機能、栄養・PSA・KL-6・SP-D〕・CT など）、栄養状態（体重・摂取カロリー・飲水量など）、排泄方法と尿量・色、便の性状・回数、移動の状態、MMT、ステロイドの副作用の出現、多発性筋痛症の症状の有無、リハビリの内容と進度、退院時のバイタルサイン……
【既往歴】脊柱管狭窄症昨年手術、多発性筋痛症ステロイド 2 mg/day でコントロール、前立腺がん（入院前 PSA8 ng/mL）

人生のどの段階にいるか。過去の生活、現在の生活、未来の生活はどうか。

90 歳男性／人生のまとめの時期に来ている
【入院前】自宅で家事／脊柱管狭窄症の術後リハビリ／犬の世話／家計の管理／7 時に起床し 22 時には就寝／生活は自立／入浴・シャワーを 2〜3 回／週
【入院中】ベッド上安静／現在見守りで杖でトイレまで歩行／そのほかは車いす使用（移乗は一部介助）／食事は一部介助でペースト状・飲水可／清潔全介助で清拭と陰部洗浄／更衣は一部介助／排泄はパンツ型オムツ装着、一部介助／歩行でトイレで排泄／最終排便退院日、便秘なし／活動への意欲あり／内服は一部介助
【退院後】自室は 2 階（階段）／2 階にトイレあり／食事は娘が担当／朝食と昼食は妻と二人で娘の作った食事を食べる／入浴は家族が介助／2 週間に 1 回の在宅医の訪問／内服薬は自己管理／バイタルサインの測定は娘か孫がする

どのような家庭や社会にいるのか。どのような役割を果たしているのか。環境や文化はどうか。

妻（認知症 87 歳）と娘（会社員 56 歳）の 3 人で同居／一家のまとめ役であり、食事作りや買い物・洗濯をこなす家事の担い手／以前はゲートボールなど地域の活動に積極的に参加／昨年脊柱管狭窄症の手術のため、最近は自宅でリハビリをしていた／孫（介護福祉士 22 歳）が近くに住んでいる／週末に帰宅する／孫の父親代わり／家族と愛犬と過ごすのが大好き／自宅は 2 階建てで自室は 2 階にある／廊下・階段・トイレ・浴室に手すりあり／キーパーソンは娘さん／家族は山田さんの病状や退院後の生活で留意することをどの程度理解しているのか……

●●図Ⅳ-1　山田さんをとらえるための枠組み

（2）日常的にケアの根拠を考えることをしない

　情報収集がうまくいかないのは、「やっつけ仕事だから」と前述しました。もうひとつの原因は、**知識が不足している、知識を現象と結びつけて考えていない**、ということです。

　図Ⅳ-2 は、「39 度の発熱」という現象を前にした際に、どのような知識と

つなげていくかを示したものです。「39度の発熱→医師の指示→薬剤の使用」あるいは「39度の発熱→氷枕を患者に渡す」という思考になっていませんか？

医師の指示をもらったとしても、そのまま考えもなく実行するのでは不十分です。その薬剤はどのような効果があるのか、血中濃度はどのように上がっていき最大値となるのはいつか、副作用は何か、**本当にその薬剤が対象にとって適切なのかを考えてケアに活かさなければなりません。**

薬剤の血中濃度の変化を把握していれば、放熱して発汗する時期も予測できますから、熱を測るタイミングも適切なものになるでしょう。また、氷枕を患者に渡すだけではなく、血管の走行を考えて、どこの部位に当てると効果的に解熱できるのか、その部位に当てた場合に何をいつ観察するのかを考えます。観察を怠れば、凍傷になってしまうことも起こり得るのです。

さらに、冷やす以外にも、病衣はどうするのか、寝具はどうするのか、室温はどうするのかまで考えなければ、**看護独自のケア**にはなりません。情報収集とは、とても奥が深いことなのです。**日頃の仕事の中で意識的に情報収集力を磨き、強化しなければ、身につかない**ものだと思っています。

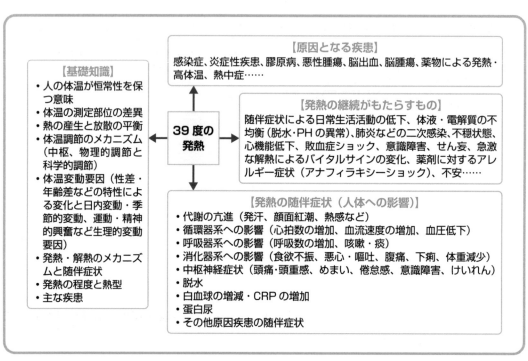

【基礎知識】
・人の体温が恒常性を保つ意味
・体温の測定部位の差異
・熱の産生と放散の平衡
・体温調節のメカニズム（中枢、物理的調節と科学的調節）
・体温変動要因（性差・年齢差などの特性による変化と日内変動・季節的変動、運動・精神的興奮など生理的変動要因）
・発熱・解熱のメカニズムと随伴症状
・発熱の程度と熱型
・主な疾患

39度の発熱

【原因となる疾患】
感染症、炎症性疾患、膠原病、悪性腫瘍、脳出血、脳腫瘍、薬物による発熱・高体温、熱中症……

【発熱の継続がもたらすもの】
随伴症状による日常生活活動の低下、体液・電解質の不均衡（脱水・PHの異常）、肺炎などの二次感染、不穏状態、心機能低下、敗血症ショック、意識障害、せん妄、急激な解熱によるバイタルサインの変化、薬剤に対するアレルギー症状（アナフィラキシーショック）、不安……

【発熱の随伴症状（人体への影響）】
・代謝の亢進（発汗、顔面紅潮、熱感など）
・循環器系への影響（心拍数の増加、血流速度の増加、血圧低下）
・呼吸器系への影響（呼吸数の増加、咳嗽・痰）
・消化器系への影響（食欲不振、悪心・嘔吐、腹痛、下痢、体重減少）
・中枢神経症状（頭痛・頭重感、めまい、倦怠感、意識障害、けいれん）
・脱水
・白血球の増減・CRPの増加
・蛋白尿
・その他原因疾患の随伴症状

●●図Ⅳ-2　ひとつの現象から知識へとつなげる

（3）仕事を通じて「人」をとらえるために必要な情報を思考しない

　先日、看護学生1年生が初めて臨む「看護師のシャドウイング実習」がありました。担当の指導看護師が、1年生を迎えるにあたり、「もう一度、ナイチンゲールの『NOTES ON NURSING』を読みました」と話してくれました。私がすぐさま、「13章（病人の観察）は読んでくれた？」と聞くと、「もちろんです」と答えてくれて、嬉しく思いました。

　「13章」について尋ねたのは、患者の療養生活において、看護師にとって重要な情報は何かを、1年生のときから考えてもらいたかったからです。私は「補章も読んでね」と伝えました。補章があるのは原本の改訂増補版で、看護師とは何かを記し、観察の大切さが以下のように書かれています。

　「人びとはよく、十年とか十五年とか病人の世話をしてきた看護師のことを「経験を積んだ看護師」であるという。しかし経験というものをもたらすのは観察だけなのである。観察をしない女性が、五十年あるいは六十年病人のそばで過ごしたとしても、けっして賢い人間にはならないであろう」[1]。

　日々の仕事を通じて、人をとらえるための情報とは何か、それらをいかに収集するのかを自ら考え続けることが、真に経験を積むということだと思います。看護師として考え、常に頭を使うことです。人は、一定期間同じ体験を積み重ねれば、特に考えなくても自然に体が動くようになりますし、改めて、手順を考えたり、留意点を見直したりする必要はなくなります。だからこそ、頭を使うことを意識しなければならないのです。

　薄井は、頭脳を使うことについて次のように述べています。「事実は無限に存在していますし、時の流れは止まることがありませんので、看護婦として人々に接するすべての場面において、私たちは自分の頭脳を働かせて〝その人のそのときの事実〟から情報化しつつ看護過程を展開していきます。したがって、ある状況に対する看護婦の頭脳の働かせ方が、そのかかわりを看護にしたり看護にしなかったりという結果を招くことになるのです」[2]。

　本書では、アセスメント力を育む指導方法を取り上げていますが、指導者が頭脳を使って、さまざま考え、自らのアセスメント力を高めていくことが指導を上達させる王道のように思えます。

2）部分的なアセスメントはできても、統合して考えられないタイプ

（1）「対象となる人」の全体像を描けない

薄井は人について次のように述べています。「人間が生きているということは、生活していることだし、生活しているということは食べたり、排泄したり、動いたり、休んだり、からだを使い、手を使い、すべてをその人の頭が統括して生きているのです。その人のからだのなかは、いったいどんなふうに働いているかを見透かせるようにならなかったら、専門職ナースとはいえないじゃないか、というのが今の私の心境です」[3]。

みなさんの施設では、情報収集・アセスメントをする際に、どのような看護理論を使っていますか？　電子カルテが導入されている施設が多いので、看護診断の13領域を使っているのでしょうか？

なぜ、看護理論の枠組みや看護診断の領域を使うのか。それは、「対象となる人」を多様な面からとらえるためです。第1章で述べたように、人には多様な面があります。完璧に他者を理解することはできなくても、何とか等身大のその人をとらえたい。なぜなら、その人の生活を支援するのが看護だからです。

NANDA-I看護診断では、アセスメントについて「ナイチンゲール Florence Nightingale、ロイ Sister Callista Roy、ホルタ Wanda Horta などが開発した、特定の看護理論を基にしたり、ゴードン Marjory Gordon の機能的健康パターンのような標準的アセスメント枠組みを使用したりすることができる」[4]と説明しています。

アセスメントの際には、どんな枠組みや理論を使ってもよいのです。また、普段は「看護診断の13領域」を使用していても、セルフケアの視点から対象をとらえたいときにはオレムを、適応の視点でとらえたいときにはロイの枠組みを使用するというのもいいでしょう。しかし、「各枠組みの一部分のアセスメントを行うのみ」または「全枠組み、全領域のアセスメントはしているが、それらを俯瞰して統合したアセスメントができていない」というケースが多いと感じています。

つまり、一つひとつの枠組みや領域のアセスメントは明確なのですが、**それぞれの枠組みや領域の関連を考えたうえでの「全体像＝対象がどのような人なのか」を頭の中に描けていない**のです。これが、個人の頭の中だけでなく、チーム全体でも共有されていないように思うのは、看護過程が実践と切り離されているからではないでしょうか。

（2）「申し送りの廃止」や「診療の補助」業務優先で、看護独自のケアが
　　　失われている

　「申し送り廃止！」を実践している病院が増えてきたと感じます。**申し送りを廃止すれば、看護過程はますます実践の場から見えなくなる**ようで、これでよいのかと心配になります。なぜ、廃止するのか？「だらだら時間をかけている」「申し送りに時間をかけるよりベッドサイドのケアの時間を増やしたほうがよい」「個人で情報収集するだけで十分」などの理由でしょうか。

　効率重視は結構ですが、**勤務帯から勤務帯への看護の継続性**はどのように考えているのかと疑問に思います。申し送りを廃止された病院では、デメリットはありませんでしたか？　メリットとデメリットを明確にして、いろいろな方法を考え、変えていく姿勢が管理者には求められると思います。**私が申し送りを重要だと考えるのは、患者の状態を伝達するのみでなく、教育的効果があるから**です。

　自分の勤務帯で見てきた現象だけを長々と述べたり、現象に個人の主観を織り交ぜて伝えたりする申し送りは不要ですが、**アセスメントの枠組みや領域の関連を考えながら、申し送り時点の自身のアセスメントを伝え、「重要な看護診断についての介入」と「継続してほしいこと」を端的に伝える申し送りであれば、思考の強化につながる**と思います。

　病院では、患者は治療目的で入院していますので、治療的なアプローチが中心となります。患者にとっても、入院中は、生活の質より治療の質のほうが大切かもしれません。しかし、いくら「診療の補助」が中心の業務であっても、経過表や医師の指示、クリニカルパスに基づく申し送りをしていると、**自然とパスに従う、医師の指示から外れないように業務を遂行する**といった思考に陥ってしまいます。看護師としての思考過程を経ずとも業務が行えるのです。「診療の補助」を優先させたとしても、生活者として人をとらえる看護の視点を意識して、対象を一人の個別性ある人としてとらえ、全体像をアセスメントしていかなければ、看護師の思考は停止し、**看護独自の個別性のあるケア**は生まれてこないのです。

　ナイチンゲールは『NOTES ON NURSING』で、医師―看護師関係について次のように述べています。「私が言いたいことは、医師も看護師も、「知性的な」従順ということに重点をおいていない、すなわち、「ただ」従順なだけではきわめて不充分であるという事実を重視していない、ということなのである」[5]。

　知性的な関係性を保つためには、**常に看護の専門性を意識すること、看護**

の専門的知識や概念を目の前の現象とつなげて情報化しアセスメントすること、そして、その人が今どのような状態なのか、**各枠組みや領域でのアセスメントを統合し、明確に把握して、それを他者にわかりやすく伝えること**が必要となるのです。

（3）個々のアセスメントを統合して看護につなげる努力を

看護師の思考過程を実践と切り離さずにおくためには、**看護過程に基づいた申し送りを行う**ことです。医師は治療計画に沿って治療をしますが、看護師は看護計画に沿ってケアを行うべきだと思うからです。

たとえば、手術当日の夜勤で患者を受け持ったとしましょう。まずは、看護診断の13領域を使ってアセスメントを行い、次のようなことを簡潔に伝えていきます。

- （「知覚／認知」と「活動／休息」を関連させて）術後の痛みがあり臨時で夜間に2回鎮痛剤を使用した
- 鎮痛剤で痛みのコントロールがつくが、痛みを感じ出すと「活動／休息」に影響した
- 昨夜は何回も覚醒し十分な睡眠が得られていない
- 持続している痛みの状態と鎮痛剤の効果を継続的に観察していく必要がある
- （「排泄と交換」の領域の呼吸状態につなげて）痛みにより呼吸がどのように変化したか
- 呼吸器合併症の兆候はないが、術後の経過で継続観察していくOP
- 鎮痛剤の医師の指示が変更になったとしたら、TPに追加したこと

13領域を意識して関連させ、今の状態をアセスメントして、「優先すべき看護診断と介入」を簡潔に伝えられれば、自分の中に**対象が「人」としてイメージ**できますし、その対象を物語ることができます。そして、**その人を知るために不足している情報が浮かび上がってきます。**

術直後で苦痛が強く、セルフケアの介助が必要な状態であれば、合併症だけでなく、その人にとっての「安全／防御」「安楽」「コーピング／ストレス耐性」「自己知覚」に関する情報を収集したいと思うでしょう。順調に回復しリハビリテーションを行うようになったら、「生活原理」「役割関係」「ヘルスプロモーション」などの情報を得て、その人にとってのこれからの生活を考えていきたくなるでしょう。

日々の申し送りやカンファレンスで、アセスメントの各枠組みや領域の関連を議論し、可視化して、そこから対象の人間像を共有して、問題を明確にするのです。**診断をつけ、計画を立て、その日の実践につなげていくという思考のプロセスを経る努力**をしなければ、いくら経験を積んでも思考力は磨かれませんし、指導もできません。これは、看護の質に大きく影響します。

薄井は、「事実をたくさん集めることではなくて、ひとりの人間としてのまとまりをつける見つめ方が重要なのです」[6]と述べています。対象の反応について、まとまりをつけて伝えることができれば、きっと個別性が見えてきますし、アセスメントの力がついてきます。

　図Ⅳ-3 はヘンダーソンの理論の枠組み、図Ⅳ-4 は看護診断の 13 領域を用いたアセスメント関連図で、いずれも看護学生 4 年生が作成しました。各枠組みや領域でのアセスメントを関連させて「ひとりの人を物語ること」を課題に学習を進めています。このように、看護師としていかに考えるかを、現場でも常に継続して、思考する力をつけてもらいたいものです。

＊

　先日、看護学生 1 年生が「患者さんがネイルをしていました。入院中は、お化粧などはできないと思うのですが、いいのですか？」と実習中のカンファレンスで発言しました。担当看護師は次のように学生に教えてくれました。「あの方は、治療で相当つらい状態です。だるくて、吐き気があって、お食事もあまりとれないの。入院も長期になって、だんだん意欲も萎えてきました。その方の普段の楽しみはね、ネイルすることらしいのよ。だから、少しでも楽しく、穏やかな時間をもってほしくて、ネイルを勧めたら、とても嬉しそうでした。ただし、観察をしなければならないから、指 1 本だけはネイルをしないでねという約束をしているの。ネイルをするときだけは楽しい時間になったようで、治療への意欲も出てきたようなので、少しはストレス緩和につながったかなと思っています。病気の治療は大切だけど、その人の生活を、治療ではないところでサポートしたくて、そのようにしているのよ」

　私は、これを聞いて、『NOTES ON NURSING』の次の箇所を学生に思い出させて看護につなげました。「この効果は気分だけのものだと人は言う。だが決してそうではない。その効果は身体にも及ぶ。（中略）患者の目に入るものの形の多様さ、色の鮮やかさは、回復の実際の手段である」[7]。「少しばかりの針仕事、少しばかりの書きもの、少しばかりの掃除は、もし病人がそれをすることができるのなら彼らが得られる最高の気晴らしになるだろう。（中略）彼らが楽しむことのできるあらゆる変化を病人のために手に入れるよう心がけなさい」[8]。

　私たちは、治療以外の部分でしっかりと支え、対象の生命力の消耗を最小限にして、回復への力を引き出していきたいですね。実習で出会ったこの看護師は、「自己知覚」「コーピング / ストレス耐性」や「生活原理」などのアセスメントを看護につなげていったと思うのです。

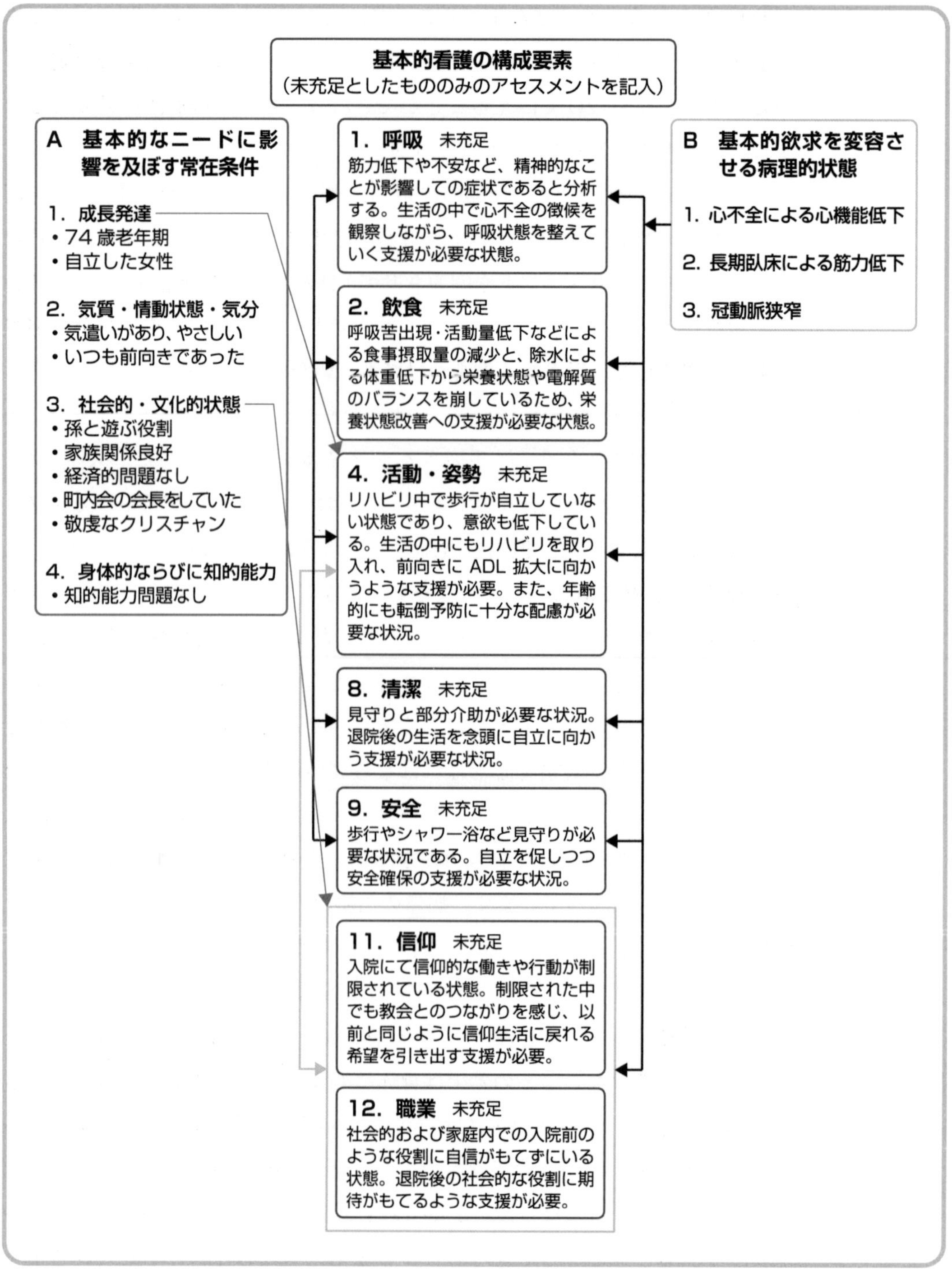

基本的看護の構成要素
（未充足としたもののみのアセスメントを記入）

A　基本的なニードに影響を及ぼす常在条件

1. **成長発達**
   - 74 歳老年期
   - 自立した女性

2. **気質・情動状態・気分**
   - 気遣いがあり、やさしい
   - いつも前向きであった

3. **社会的・文化的状態**
   - 孫と遊ぶ役割
   - 家族関係良好
   - 経済的問題なし
   - 町内会の会長をしていた
   - 敬虔なクリスチャン

4. **身体的ならびに知的能力**
   - 知的能力問題なし

1. 呼吸　未充足
筋力低下や不安など、精神的なことが影響しての症状であると分析する。生活の中で心不全の徴候を観察しながら、呼吸状態を整えていく支援が必要な状態。

2. 飲食　未充足
呼吸苦出現・活動量低下などによる食事摂取量の減少と、除水による体重低下から栄養状態や電解質のバランスを崩しているため、栄養状態改善への支援が必要な状態。

4. 活動・姿勢　未充足
リハビリ中で歩行が自立していない状態であり、意欲も低下している。生活の中にもリハビリを取り入れ、前向きに ADL 拡大に向かうような支援が必要。また、年齢的にも転倒予防に十分な配慮が必要な状況。

8. 清潔　未充足
見守りと部分介助が必要な状況。退院後の生活を念頭に自立に向かう支援が必要な状況。

9. 安全　未充足
歩行やシャワー浴など見守りが必要な状況である。自立を促しつつ安全確保の支援が必要な状況。

11. 信仰　未充足
入院にて信仰的な働きや行動が制限されている状態。制限された中でも教会とのつながりを感じ、以前と同じように信仰生活に戻れる希望を引き出す支援が必要。

12. 職業　未充足
社会的および家庭内での入院前のような役割に自信がもてずにいる状態。退院後の社会的な役割に期待がもてるような支援が必要。

B　基本的欲求を変容させる病理的状態

1. 心不全による心機能低下

2. 長期臥床による筋力低下

3. 冠動脈狭窄

●●図Ⅳ-3　ヘンダーソンの理論を用いたアセスメント関連図

【11. 安全 / 防御】
筋力低下・股関節の可動域制限に伴う転倒や転落のリスクがある。また、認知機能の影響から誤嚥のリスクもあるので、入院環境および退院後の生活も視野に入れた支援が必要。

【9. コーピング / ストレス耐性】
痛みがコントロールできずリハビリに意欲がもてないこともあるので、気分転換・環境の変化などを中心に、家族の協力を得ながらコーピング方法を活用できるように支援していく必要がある。

【1. ヘルスプロモーション】
入院前には、加齢に伴う認知機能の衰えに対して積極的に人と交流を図り、筋力低下に伴う転倒の予防に努めてきた。また、退院を前にリハビリにも意欲的である。しかし、継続する痛みによって、前向きな健康への意欲が低下していくリスクがあるので、痛みの緩和に努めつつ、退院後の生活に希望がもてるような支援が必要。

【5. 知覚 / 認知】
疼痛閾値がもともと低いうえに、疼痛が持続していることで精神的にも緊張が高まり、疼痛に敏感に反応している。疼痛がまぎれるような生活上の支援が必要。入院前から軽度の認知症がある。入院により生活上の変化も乏しくなっているので、現在の認知機能を維持させるような生活上での支援が必要な状態。

【12. 安楽】
手術による組織・骨の損傷からの疼痛とリハビリによる負荷で、筋肉や組織の炎症をきたして疼痛が出現している。痛みの原因検索を継続しながら、少しでも疼痛を緩和できるような支援が必要。

【3. 排泄と交換】
術後の無気肺は改善、呼吸器系機能に問題はない。高齢で認知症もあるので、誤嚥予防の支援が必要。腎機能は維持されている。電解質のバランスもとれている。便秘傾向があるので、3日以内に排便できるような食事・水分摂取・運動などを中心とした生活上での支援が必要。

【4. 活動 / 休息】
術後の無気肺は改善、順調にリハビリが進んでいる。しかし、リハビリ以外はベッドで過ごしていることから、心肺機能低下、筋力低下、認知機能の衰えなどのリスクがある。疼痛緩和に努めて日中の活動範囲を拡大するとともにセルフケアが自立できるような支援が必要である。睡眠が十分とれないと疲労が回復せず、活動拡大のためのリハビリにも影響する。疼痛緩和を行い、睡眠時間が確保できるような援助が必要。

【2. 栄養】
必要な栄養は摂取できており、栄養状態に問題はない。これからリハビリを進め ADL を拡大していくので、活動に見合った栄養や水分が経口でとれるように家族を含めて支援していく必要がある。

【6. 自己知覚】
軽度の認知症はあるものの、自分のおかれている状況は理解できている。

【7. 役割関係】
家族・本人ともに役割関係に問題はない。また、患者としての役割も遂行できている。

【8. セクシュアリティ】
生殖性は発揮できている。

【10. 生活原理】
骨折手術によって、この価値観が揺らいでいる言動はない。

【13. 成長 / 発達】
認知機能の低下や身体的な衰えは、年齢に応じた変化であり、自らもそれを受け入れて生活をしている。

──▶ 関連している領域
┄┄▶ 今後関連するかもしれない領域

●●図Ⅳ-4　看護診断の 13 領域を活用したアセスメント関連図

3) 対象との関係性から引き出される現象をとらえられないタイプ

（1）日々のかかわりから情報を集められない

　看護師として対象をとらえて、看護師の思考過程を経て、看護を提供することは、実は難しいものです。30年以上この看護の世界にいる私でも、答えが出ないことがあります。

　対象をとらえてアセスメントするためには、**対象とのかかわりの中で、個別的な、生きる有りようをキャッチする必要**があります。

　ナイチンゲールと薄井の言葉から、私たち看護師と対象との関係性について考えてみましょう。

ナイチンゲールの言葉

　自分自身はけっして感じたことのない他人の感情のただなかへ自己を投入する能力を、これほど必要とする仕事はほかに存在しないのである[9]。

薄井の言葉

　看護は自分と他人という対立したあり方のなかで、他人のために自分の持てる力を差し出す仕事ですから、いかにその人に近づいていくかということが問われます[10]。

　私どもが一生懸命患者さんに近づいたつもりでも、なかなか近づけないものですね。患者さんとかかわりながら、そのかかわりの意味を問うていくような頭の動かし方をしていないと、看護なんてとてもできない[11]。

　看護は、対象との関係性から生み出されてくるということです。対象は他者ですから、すべてをわかることなんて本当はないのです。それでも、専門職として、「対象のニーズにマッチしたオーダーメイドのケア」を提供できる存在となりたいと思うのが看護師です。そのためには、自分の描く対象像を、できるだけ実像に近い、忠実度の高い像にしていくために、**日々かかわって情報を集めなければならない**のです。そうでなければ、対象をとらえることはできず、看護師としてのアセスメントもあいまいなものになってしまいます。しかし、病院は治療の場ですから、具体的な対象像が描けていなくても、業務としての看護師の任務は遂行できるようになっている現実があります。

（2）「診療の補助」業務に目を奪われる学生たち

　看護学生1年生の初めての病院実習で、学生たちは、看護師をシャドウイングして、患者の療養生活とはどのようなものなのかを学びます。私が重要だと思うのは、「**患者の入院前の生活と入院中の生活の違い**」であり、患者を人としてとらえるには、「**生活という側面からどのような情報が必要か**」とい

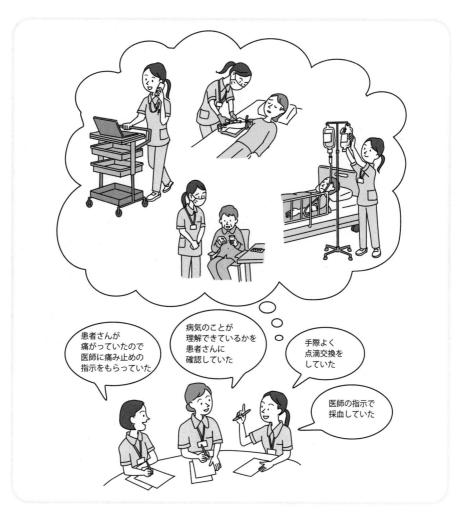

>> 看護学生 1 年生の実習時カンファレンス

うことです。

　しかし、学生たちの初日のカンファレンスでの話題を聞くと、「診療の補助」業務に目を奪われていたようです。そして、「病院は治療を受けるところだから、いい治療を患者さんに受けてもらうために、医師を助けるのが看護師の役割だと思う」となってしまいました。「そのほか何かなかった？」と尋ねると「看護師さんって歩くのがとても速いですね。ついて行くだけで精一杯でした」と看護師の素早い身のこなしに驚いています。かわいいと言えばかわいいですし、見たことのない治療の現場に入ったのですから、治療にまつわることが新鮮で心に残ったとも思われます。初学者にとっては、「診療の補助」業務をこなす看護師たちが、「かっこいい」「できる」看護師と映るのかもしれません。

　そんな学生たちに私は、朝、配膳車が病棟についたのを見て「配膳車が来

たね。この食事がどのように患者さんの元に行くのか見てみよう」と呼びかけました。しばらくその場を見ていると、次々に看護師がやって来て、食事を確認し配膳していきます。配膳車まで自分の食事を取りに来る患者もいます。その風景から「看護師に食事を届けてもらう方はどのような方だと思う？　その方々は、入院前もベッドまで食事を届けてもらって食べていたのかな？」「今は朝の8時だけど、入院している方はみなさん、自宅にいるときも8時に朝ごはんを食べていたのかな？　あなたたちは何時に朝ごはんを食べるの？いつも何を食べている？」と問いかけると、学生たちは一人ひとり、食べる時間も食べているものも違っていました。「患者さんの生活を見てみると、治療とは異なる看護が見えてくると思うよ」と、**彼らの視点を「患者は一人ひとり違う」こと、「それぞれに生活がある」こと**へと向かわせました。

　初学者の1年生が目を奪われる、治療や検査にかかわる看護師たちの姿、私が見ていてもテキパキと業務をこなしています。看護師たちは、各勤務帯で行わなければならないことを電子カルテから読み取り、To Doリストを作って動き出します。リストに挙がっている事項を行い、記録して、次の勤務者と交代です。

　「何かある？　残っていることある？」と看護師たちが声を掛け合っていることも、1年生には新鮮だったようです。「看護師さんたちは、お互いの仕事

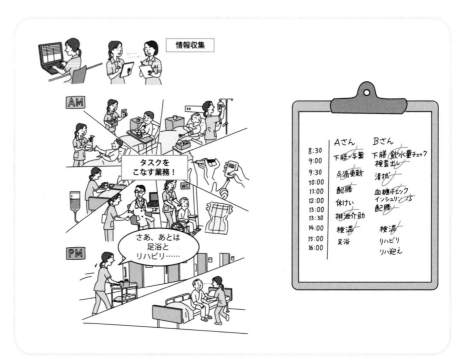

>> テキパキと業務をこなす看護師たち

の終わっていない部分を確認し合って、効率よく仕事が終えられるようにしていた」「これが看護師間の連携だと感じた」というふうにです。しかし、**看護師の仕事は、効率よく終わればよいというものではなく、その仕事が「看護」であったか、「看護」でなかったかが大事**です。

(3) 食の進まない患者への、看護独自のケアを目の当たりにして

　一方で、こんな素敵な場面もありました。昼休憩を終えた看護師が、休憩中に自分の担当患者を見てくれた看護師から、**患者Aさんが昼食をほとんど食べていない**と聞き、電子カルテに「少量」と打ち込んでいる場面です。受け持ち看護師は、**下膳されたものを配膳車まで見に行く**と言うので、私はすかさずシャドウイングについている学生を呼び、「看護師さんと一緒に下膳された食事を確認してきて」と言いました。

　看護師は、お膳を見て私に言います。「入院して3日目ですが、朝とお昼の食事摂取が進まないようなのです。食欲がないとおっしゃっていて……。ちょっと、あとで話してきますね」

　私は、学生にとって学びの機会となると直感し、学生も同伴させてほしいと看護師に依頼しました。その後、学生が目を輝かせながら報告してくれました。

　「午後に看護師さんがAさんの足浴を提案されたのです。お食事のことは聞かないのかな、と思っていましたが、Aさんを浴室までお連れして、大きなバケツを2つ使って、膝近くまでお湯につけて、とても気持ちよさそうでした。Aさんはお風呂が大好きであること、熱が出てから10日もお風呂に入れていないこと、ひとり暮らしで食事は自分で作られること、もう何十年も食事は夕食だけであることなどを、足をお湯につけながらしゃべってくださいました。看護師さんは、自然な会話で食事のことを引き出して、そうなんですね、そうなんですねと患者さんのお話をきき、「では、入院中もできるだけ、自宅にいたように工夫してみましょうね。ただし、3食規則的に食べることも大切です。量を少なめにすれば、少しは食べられますか」など、具体的な話になってびっくりしました。足をお湯につけて、私たちとおしゃべりをして、何だか患者さんがすごくはつらつとされたように見えました」

　1年生は素晴らしい「看護師のかかわり」を見ることができたのです。

＊

　このあと学生たちに、実習前の授業で学んだ『NOTES ON NURSING』の次の箇所を取り上げて、ナイチンゲールが、「看護師のなすべきことは、対象

の生活を支援すること、対象の生命力の消耗を最小限にするように整えることである」と述べていることを学生たちに思い出させました。

そして、患者が少量しか食事を摂らないという現象から、看護師が「どうして召し上がらないのだろう」と**患者に関心を寄せたことが重要であり、生活を整えるためのかかわりの中で、対象の普段の生活に関する情報をうまく引き出したこと、**それらの**情報を用いて看護独自のケアへと変えていったこと**を学んでもらいました。

> **ナイチンゲールの言葉**
> 　ある看護師はいくつかの病棟の責任をもっていたが、彼女は一人一人の患者が自分で取り合わせて食べることを許されている食品のちょっとした相違の細かな部分を頭に入れていたばかりでなく、それぞれの患者がその日に何を食べたかまではっきり覚えていた。私の知っている別の看護師はたった一人の患者を世話していて、その患者がまったく手をつけなかった食事を来る日も来る日も下げていながら、そのことにまったく気がついていなかった[12]。

(4)「かかわり中心型」の看護師にしか得られないもの

　私たち看護師は、「仕事」を効率よく、時間内に行うことのみに心を奪われてはいけません。**看護師として対象とかかわる中で、電子カルテや検査データからは見えないものをいかに感じて、つかんでくるかが重要です。**「かかわる」という現象を通して看護に必要な情報をとらえることで、対象理解が進み、自然とアセスメントしたくなるのです。

　先にご紹介した学生は1年生なので、『NOTES ON NURSING』で彼らの体験を意味づけましたが、みなさんには、もう少し深く、**対象とかかわり、その中から看護に必要な情報を引き出していく**ということの重要性について、学んでほしいと思います。

　業務を黙々とこなすことに意識が集中していれば、「タスク中心型」になってしまいます。たとえば次頁のイラストのように、「点滴を始めること」だけが目的となってしまいます。これでは、看護師はAIロボットにとって代わられてしまうでしょう。

　看護師が対象とかかわる際には、何かを実行することを目的とするだけではダメなのです。「点滴がミスなく実行できた＝看護ができた」ではないのです。看護師が何を行うにしても、対象とかかわる際に、そこに**人が行った「看護」の足跡を残してほしい**のです。イラストに示す「かかわり中心型」の看護を見てください。「タスク中心型」との違いは何でしょう。

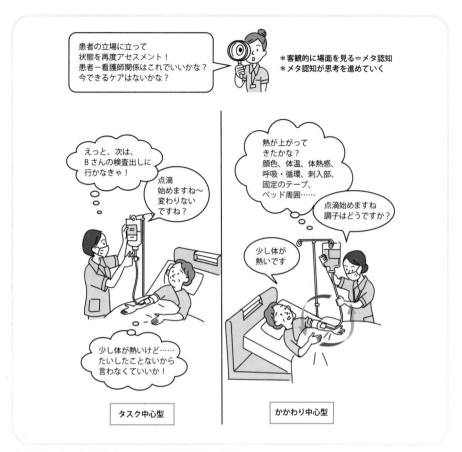

>> 患者とのかかわりの中で、メタ認知を働かせる

・対象を見ています。
・対象に話しかけています。
・対象が話しやすい雰囲気をつくっています。
・対象とのかかわりの時間をつくり「忙しさ」を対象に感じさせないようにしています。
・対象は穏やかな顔です。
・対象は「タスク中心型」では飲み込んだ訴えを看護師に話しています。
・対象の訴えからいろいろと情報を集めようと考えています。
・対象と看護師の今のやりとりを俯瞰した「メタ認知」が働いています。

　いかがでしょう。AIロボットにできないことは、「感情や言葉を用いてかかわり合いながら話を発展させていくこと」「関係性の中で発見した対象の情報から対象の像を描き直し、対象に合わせた行動を判断していくこと（感情と思考を織り交ぜながら考えていくこと）」です。

　「タスク中心型」と「かかわり中心型」の大きな違いは、**対象とのかかわりの時間を「看護」にしていること**、そして、**看護に必要な情報をかかわりの中から引き出して、自分の描いていた患者像とすり合わせ、アセスメントのアップデートをしていること**です。

看護のための情報収集とアセスメントを指導する際に、これはとても重要なポイントです。「かかわり中心型」看護師でなければ、看護師としての思考は停止してしまいます。看護を見失ってしまうのです。

(5) 素晴らしくもあり、危険でもある「言葉」の取り扱い

　ここで、薄井とヘンダーソンの言葉を、前述の「タスク中心型」看護師を思い浮かべながらお読みください。忙しさで疲れてしまったあなたの「看護の心」に響くものとなりましょう。

薄井の言葉

　現象としてそこにあるのに気づかなかったり、目に見えない相手の感情を見ようとしていなかったことが看護することを妨げていると思えてきました。つまり、専門的な見つめ方で現象の情報化のプロセスを歩めば看護上の判断が定まり、その根拠となる事実を示したときに人々の了解が得られ、"看護とは"を共有することができたということなのです[13]。

　その人の位置から、その人のこころの動きを感じとろうとする姿勢が不可欠だと考えています[14]。

ヘンダーソンの言葉

　自分が看護している人との間に一体感を感じることができるのは、優れた看護師の特性である。患者の"皮膚の内側に入り込む"看護師は、傾聴する耳をもっているに違いない。言葉によらないコミュニケーションを敏感に感じ、また患者が自分の感じていることをいろいろな方法で表現するのを励ましているに違いない。患者の言葉、沈黙、表情、動作、こうしたものの意味するところを絶えず分析しているのである。この分析を謙虚に行い、したがって自然で建設的な看護師—患者関係の形成を妨げないようにするのはひとつの芸術（art）である[15]。

　これらの言葉は、看護師であることの意味を問い直し、看護師であろうとする自分を励ましてくれます。私は、実習時や、自分が体験したことを学生たちに話すときなどに、意識的に先達の言葉を引用します。**先達の言葉には、教科書では学べない「看護の心」が詰まっている**からです。また、**看護のメタパラダイムでの各概念が、暗記ではなく現象とつなげることで、真に使えるものとなる**からです。

　言葉は素晴らしい。言語を扱えるようになったことで、人々は経験を書き残すことができました。それを読み、他者の経験を疑似体験して、個人の生活や社会のありようなどに活かすことができます。また、言葉があるから、互いに考えや思いを共有することもできます。たとえば、ショッピングモールで買い物中に、誰かが「火事だ！　逃げろ！」と大声で叫んだとしたら、緊急性を察知してとりあえず、逃げますよね。言葉は、自己や他者の行動を決める要因にもなっています。このように、言葉は人が生活するうえで重要な

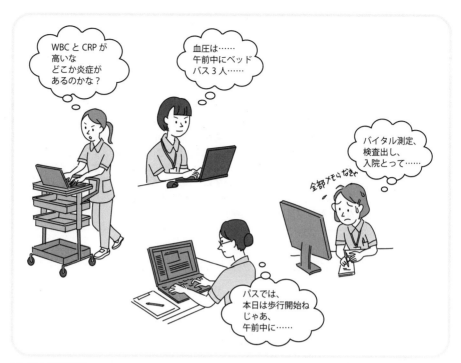

>> 朝の情報収集

ものなのです。

一方で、言葉には危険な面もあることをお伝えしたいと思います。上に示すのは朝の風景です。申し送りが廃止になったので、ひたすら電子カルテに向かって情報を収集しています。**情報とは言葉や数字、つまり記号**です。患者の情報ではありますが、記号をもとに頭の中で患者像をどんなにイメージしても、それは実際の患者ではありません。それどころか、この看護師は、自分の勤務帯で行うこと（業務）を書き出しているだけかもしれません。

言葉から患者をとらえる際に、言葉によって、事実を曲げて受け取ったり、誤ったアセスメントをしたりする危険性があることも、頭に入れておきたいものです。以下に具体的な例を挙げます。

電子カルテの記録①
夜間、1時間から2時間おきにナースコールを鳴らし、さまざま訴える。術後の傷や挿入されている管が気になり、かなり神経質になっている。90歳と高齢であり、手術直後であることから、せん妄の可能性もある。転倒・転落リスク状態を診断に追加する。

このような記録を読むと、どれだけ危険なのかと不安になりますね。自分が次に受け持つとしたら、抑制帯が必要か、見守りのためにベッドの位置をスタッフステーション近くに移動させようかとも考えてしまいます。同じ患

者の記録を、以下のようにした場合はどうでしょう。

電子カルテの記録②
夜間、1時間から2時間おきにナースコールを鳴らす。膀胱留置カテーテルの違和感の訴えと、創部の痛みを訴える。また、ナースコールのたびに「自宅に帰るので嫁に連絡をしてほしい」と話された。90歳と高齢であり、手術直後であることから、認知機能の低下、せん妄状態が推察できる。また、突然の環境変化に適応できずに不安が強い状態である。本日朝には、「ご自宅に連絡をして、お嫁さんの面会をお願いする」と説明すると、そのときは落ち着かれる。膀胱留置カテーテルは本日朝には抜去の予定であったことから、当直医に依頼して夜間に抜去。痛みについては、痛み止めと体位の工夫、看護師の見守り時間を増やして落ち着かれている。今朝6時は、昨夜に何度も覚醒したためか入眠中。術後せん妄リスクと転倒・転落リスク状態を診断に追加する。

　ずいぶんと患者像が具体的になってきましたね。つまり、「言葉」に惑わされないようにしないと、患者の実像からかなりずれたイメージをもってしまうことがあるのです。

　さて、ここで「一般意味論」という学問についてご紹介します。**言語化に伴う人間のさまざまな反応や行動について研究**しようとする理論で、カウンセラーの教育によく使われています。私は大学院生時代、物語を題材とした研究に取り組んでいました。その際に、この一般意味論を学びましたが、看護師の教育にも活用できると考えています。詳しい説明は別の機会に譲りますが、基本の3つの原理について簡単に説明します[16-18]。

【原理1：非同一】
「地図は現地ではない」…これは、一番重要な原則です。
例）患者をどんなに多くの言葉で言い表しても、実際の患者とは違う。

【原理2：非総称】
「地図は現地のすべてを表すものではない」
例）患者の一部は言葉で説明できても、患者のすべてを他者に認識させることはできない。

【原理3：自己反射】
「地図はそれ自身の地図を含む」…言葉についての言葉を語ることができる。
例）Aさん：「私が昨日食べたパイなんだけど、きめ細かな田芋あんがみっちり入っていて、田芋あんのやさしい甘さと、しっとり香ばしいパイ皮がナイスバランスで、パイの部分がサクサクとして、揚げてあるのに後口さっぱりでおいしかった〜」
　　　Bさん：「要するに、田芋あんとパイが絶妙で食べ応えもある一品だったということね」

　「原理1」と「原理2」から看護に活かされることは、**言葉だけではなく直接患者を見ること、事実を十分に見極めず言葉だけに反応してレッテルを貼らないこと**、ではないでしょうか。また、言葉で説明する際に、**報告（事実）・**

推論・断定を明確に分けて伝えることも、一般意味論では重要視されています。さらに「原理3」では、新人看護師のつたない表現を要約して確認する際などに使えます。

　思考は、知覚した情報に基づいて働きます。どのような情報を、どのように看護の情報として収集してくるのか、これが、患者の実像に近づくために重要です。なかでも対象とのかかわりから収集する情報が一番重要であり、それがなければ正確なアセスメントには至らない、ということを覚えておいてください。次節でも、一般意味論を使って指導方法を説明していきます。

引用文献

1）フロレンス・ナイチンゲール著，湯槇ます・薄井坦子・小玉香津子，他訳：看護覚え書―看護であることと看護でないこと．改訳第7版．現代社；2011．p.229.

2）薄井坦子：何がなぜ看護の情報なのか．日本看護協会出版会；1992．p.108.

3）前掲2）．p.107.

4）T. ヘザー・ハードマン，上鶴重美原書編，上鶴重美訳：NANDA-I看護診断―定義と分類2018-2020．原書第11版．医学書院；2018．p.41.

5）前掲1）．p.235.

6）前掲2）．p.37.

7）フロレンス・ナイティンゲール著，小玉香津子・尾田葉子訳：看護覚え書き―本当の看護とそうでない看護（新装版）．日本看護協会出版会；2019．p.65.

8）前掲7）．p.69-70.

9）前掲1）．p.227.

10）前掲2）．p.48.

11）前掲2）．p.107.

12）前掲7）．p.135.

13）前掲2）．p.3.

14）前掲2）．p.32.

15）ヴァージニア・ヘンダーソン著，湯槇ます・小玉香津子訳：看護の基本となるもの（再新装版）．日本看護協会出版会；2016．p.21.

16）S.I. ハヤカワ著，大久保忠利訳：思考と行動における言語．岩波書店；1985．p.28-44.

17）井上尚美・福沢周亮：国語教育・カウンセリングと一般意味論．明治図書出版；1996．p.18-24.

18）福沢周亮：放送大学教材．言葉と教育．改訂版．放送大学教育振興会；1995．p.160-162.

メタ認知

　本文 p.153 のイラストで示した「メタ認知」について説明しておきましょう。「メタ認知」は、米国の心理学者であるジョン・H・フラベル（Flavell JH）が定義した概念です。メタ認知の「メタ」とは「高次の」という意味で、メタ認知とは、今進行している自分の思考や行動そのものを客観視して認識することです。そして、客観視した自己の思考や行動が、その状況で適切か否かを考えて、必要であれば、思考や行動を修正していくという「メタ認知的活動」が起きるのです。この「メタ認知・メタ認知的活動」は医療界では特に医療安全教育で重要だとされています。一般的にメタ認知的活動は、以下の２つに分類されるといわれています[1,2]。

❶メタ認知的モニタリング（metacognitive-monitoring）

　自分自身の認知プロセスについての気づきによって、課題に対する予想や点検、評価を行うことです。注意したいのは、モニタリングした状況に関連した専門的な知識や概念がないと、正しく点検・評価できない点です。次のコントロールの方向性も間違ったものになるということです。

❷メタ認知的コントロール（metacognitive-control）

　モニタリングをもとに課題達成に向けた方略の選択や計画、修正を行うことです。しかし、十分な専門知識を使ったモニタリングが行えていないか、行えていても、課題達成に向けた方略（看護技術など）が行えないと、これもうまくいきません。

　丸野は、「私たちは、自分の知的営みを絶えずオンラインでモニタリングしながら、その時点での状態に応じて状況依存的に思考の仕方を柔軟に変化させている」と述べ[2]、メタ認知の営みを図のように示し、「実際に活動して

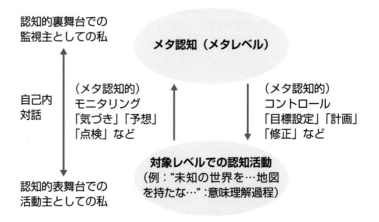

●●図　知的営みの中でのモニタリングとコントロールとの関係
（丸野俊一：心を司る「内なる目」としてのメタ認知. 現代のエスプリ. 2008；497：7 より）

いる私と、メタにいて監視をしている自分が絶えず自己内対話をしてコントロールしている」と説明しています[2]。

　本文中のイラストで示した「かかわり中心型」の看護師を例にすると、看護師は、自らをモニタリングして、専門的知識を使って自らの思考を発展させ、患者の情報を収集しようと行動しているのです。このメタ認知の能力には、上述しているように専門的な知識や概念によって、その状況をアセスメントしていく力が必要となるため、初心者と熟達者では大きな違いがある、と認知心理学の分野では明らかにされています[3]。

引用文献
1）阿部真美子・井田政則：成人用メタ認知尺度の作成の試み—Metacognitive Awareness Inventory を用いて. 立正大学心理学研究年報. 2010；1：23-34.
2）丸野俊一：心を司る「内なる目」としてのメタ認知. 現代のエスプリ. 2008；497：7.
3）岡本真彦：熟達化とメタ認知. In：前掲2）：p.168.

2 ナイチンゲールの「三重の関心」に沿って思考力を強化する指導

1)「三重の関心」をもつということ

(1) 看護の知・看護の心・看護の技

　ナイチンゲールは、**看護師は自分の仕事に三重の関心をもたなければならない**と言っています。「症例への知的な関心（看護の知）と、患者に対する心からの深い関心（看護の心）、そして患者に対するケアと治癒への技術的な関心（看護の技）です。（中略）看護師が患者のために存在するということをはっきりと理解すべきです」[1]。

　前節では、「アセスメントがうまくいかない3つのタイプ」をご紹介しました。ナイチンゲールの三重の関心に当てはめてみると、**1つ目の「知識不足で情報収集が不十分なタイプ」**は、三重の関心の**「看護の知」が欠けている**といえそうです。また、**2つ目の「部分的なアセスメントはできても、統合して考えられないタイプ」**は、三重の関心の**「看護の知」と「看護の心」のどちらか、または両方が欠けている**と考えられます。また3つ目の**「対象との関係性から引き出される現象をとらえられないタイプ」**は、三重の関心の**「看護の心」が欠けている**でしょう。

(2) 知的な関心

　新人・後輩は、知識はあっても現象と関連づけることができず、また知識そのものが不十分・不確かです。そのため、**先輩たちが十分な知識をもって指導にあたることが大前提**なのですが、なかには、ルーティン業務が滞りなく済ませられることに満足して、自らの知識の探求をおろそかにしている方がいるかもしれません。

　また、「患者を受け持つなら勉強してくるのが当たり前なのに！」「こんなこともわからないの？　これもできないの？　それじゃダメね」というような対応は、パワーハラスメントと受け取られることもあります。しかし、新人・後輩の心が萎えて離職につながることを恐れるあまり、**知識の探究につながる**

ような発問すら控える傾向にあることも、新人・後輩に知識への関心をもたせることが難しくなっている要因かもしれません。

(3) 対象への関心

　新人・後輩は、仕事に余裕がないために、対象に関心がもてていない可能性があります。また、先輩たちは、多忙な日常に埋没して対象の「人」としての反応を見逃している、または、治療優先の病院では安全に治療を受けてもらうことに精一杯で、表面的なかかわりになっているかもしれません。

　本書では、実践力の土台となる「看護師の思考過程」に着目する、特に看護師の**「情報収集とアセスメント」**を中心に、みなさんにお伝えしたいと第1章に書きました。情報収集とアセスメントは対象をとらえる際に最も重要であり、ナイチンゲールの「三重の関心」の最初の2つとリンクしています。つまり、**症例への知的な関心（看護の知）と、患者に対する心からの深い関心（看護の心）を新人・後輩がもてるように指導・支援することが、看護師としての成長に大きくかかわる**と考えます。この2つの関心がしっかりもてるようになれば、自ずから3つ目の技術的な関心に心が向いていくと思うのです。

　3つの関心のうち、いちばん重要なのが「対象への関心」です。「対象理解」や「対象の個別性を踏まえた技術の提供」という観点で、基礎教育の1年次からずっと学んできています。卒業後に看護師として一歩を踏み出してからも、基礎教育で学んだ「対象に関心をもつ」ことを継続させるために、OJTで意識的に指導・支援すること、指導者に限らず組織全体が個々の対象をとらえ、個別性に沿った看護独自のケアを実践することが必要です。

＊

　本節では、3つの関心のうち「知的な関心」と「対象への関心」を深める指導方法を紹介していきます。ただし、方法を真似るだけでは効果的な指導にはなりません。重要なことは、**指導者が自らの「看護観」と向き合って、よき看護師のモデルを示すこと**です。それを前提に、指導方法を試してください。ナイチンゲールの言葉から、現場での学びの大切さを今一度確認します。

　「「病気の人」を看護するのが専門的看護であり、それを教えることができるのは、患者のベッドサイドや病室、病棟においてだけです」[2]。

　いかがですか？　どんなに素晴らしい研修を受けることより勝るものは、指導者やスタッフたちが、ベッドサイドで「よい看護」を行っていることなのです。それを念頭において、具体的な指導方法に進んでいきましょう。

　なお、第3章では3つの事例を挙げて、実践型看護過程の各フェーズでど

のように指導していくかを具体的に紹介しました。その事例の中で紹介した
場面も抜粋しながら説明していきます。

2）「知的な関心」がもてるような指導方法

　　情報処理のプロセスにおいて、「思考」を進めていくには「記憶」が重要で
あることを確認しました（p.57 参照）。専門的知識の記憶、または、過去の
重要な状況での対応の記憶を、今目の前にある現象と結びつけて情報処理プ
ロセスを進めていき、アセスメントを言語化して出力する、または、行動に
移していかなければなりません。知的な関心をもち、知識を自分の中に蓄積
させる必要があります。

(1)「知識不足で情報収集が不十分なタイプ」への指導
①「間接的フェーズ」で知識を確認し、知識を増やして情報と関連づける
　　図Ⅲ-A-1（p.85）のように、実践型看護過程の間接的フェーズで、新人・後
輩が収集した情報を聞き、関連する知識について発問をします。また、ひと
つの対象でよいので、図Ⅲ-A-3（p.88）のように、紙やホワイトボードなど、
みなさんが共有できるもので関連図を視覚化して確認するとよいでしょう。
時間が限られているので、**キーワードだけの簡単な関連図**とするのがポイン
トです。新人・後輩が発問に答えられなければ、指導者や先輩が代わりにど
んどん答えて、知識を注入します。

　　知識の定着の確認には、簡単な「**指導記録**」を作り、新人・後輩が発問に答
えられなかった知識を記録して、次の指導に活かすとよいでしょう。また、
指導ノートや**学習ノート**を作成して、一緒に確認し合えると便利です。そこ
には、「○○の知識がなかった」という記録ではなく、「○○までは理解 OK」
「○○はさらに学習が必要」などと、**前向きに記録することを原則**とします。
たとえば、「糖代謝については理解できて説明できるが、インシュリンの種類
別作用機序、副作用についてはさらに学習するとよい」などと、ポジティブ
な表現で記録します。

　　対象を看護するために必要となる知識は、疾患だけでなく多岐にわたりま
す。少しずつ発問の範囲を広げていくようにステップを踏まないと、この
フェーズで時間がかかりすぎてしまいます。**1 事例につき 2 〜 3 分で間接的
フェーズの指導ができる**ことが理想です。そのように発問するためには、患
者の身体的な情報を得るために必要な知識が、指導者の頭の中から芋づる式

に出てこなければなりません。ですから、**この指導を行うこと自体が、指導者の知識を掘り下げることにつながる**のです。指導者が「なぜこうなるのか？」「これは正しいのか？」といった疑問を常にもち、知識を掘り下げる習慣を身につけることが、発問を増やすことにつながります。

さて、発問ベースで関連知識の確認を行った後は、看護に必要な情報（電子カルテから得られるもの）を確認し、集めた情報で仮のアセスメントを行ってから、看護診断と、その勤務帯でのOPとTPを確認し合います。

この間接的フェーズでは、**電子カルテの記載や医師の指示などが妥当なのかと、指導者や先輩が批判的思考を使うところを新人や後輩たちに見せて、**直に患者に接して確認すべきことなどを話し合います。ナイチンゲールも、この点に言及しています。

「看護師は、医師の指示や権威にひたすら盲従するのではなく、その医学的指示を理解して忠実に実践することを学ばなければなりません。本当の意味で指示に忠実であることは、自律的で強い責任感がなければできません。そして、それこそが看護の真の信頼性を保証するのです」[3]。

② 「直接的フェーズ」で知識を確認し、知識を増やして情報と関連づける

図Ⅲ-A-4（p.89）のように、実際にチームが受け持つ患者を回診するとよいでしょう。全員で回診しなくても、新人・後輩が受け持つ患者の元には、誰か一人でも一緒に行き、直接の観察から得たことに基づいて、図Ⅲ-A-5（p.90）のようにアセスメントと看護診断、その日のOP・TPを確認します。このとき、**勤務帯で何を行うかというタスクだけを確認し合うことは、「タスク中心型思考」となるので避ける**ことです。**情報→アセスメント→診断→勤務帯で行う介入**、の一連を確認することが指導・学習となります。

また、電子カルテや申し送りから得たものは**「言葉」だけの情報なので、対象を全体像としてとらえるには不足**です。「地図は現地ではない」という一般意味論の知識からもわかります。薄井の言葉から、「言葉」だけではダメで、新人・後輩のイメージ化が大切であることを学びましょう。

「学生たちの頭のなかに、看護であるものと、看護でないもののイメージが立体的に形成されればいい。言葉だけではだめなのです。言葉には抽象的なものが多いので、実際に患者さんの前に立ったときには力にはならない。イメージとつながると力になるのです。それはイメージを仲介にして目の前の現象と理論がつながるからです」[4]。

具体的に、対象を人としてとらえるためには、あらゆる方面からみること

の大切さを指導者は伝えなければなりません。第1章の図Ⅰ-2〜5（p.22〜24）などを使って、対象をイメージさせながら知識を確認し、知識を増やしていく必要があります。

③「報告時」を利用して知識を確認し、増やす

　新人・後輩から報告を受けるときは、指導のチャンスです。まずは彼らの報告を聞き、必要であれば一緒に患者を観察に行き、ケアのモデルを見せます。観察すべきことを新人・後輩に伝えて、本人に観察してもらうのもいいですね。一連の観察が終わったら、少し時間をとって、**重要な知識のみに焦点をあてた発問**をします。

　電子カルテへの記録では、どのように伝えれば筋道立った記録になるのかを一緒に考え、入力していきます。できない場合は、指導者が論理的に伝わる記録を打ち込むことも指導になるでしょう。このとき、観察したことのみでなく、看護師のその時点でのアセスメントも記載します。そして、再度、新人・後輩に記録を読み返してもらい、「今度は、これを私にもう一度報告して、知識と関連づけてね」と、口頭でも筋道立てて伝えられるように指導します。

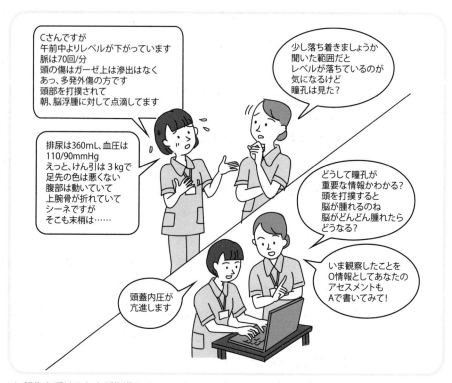

≫ 報告を受けるときが指導のチャンス

報告ひとつを取っても、知識の確認や知識を増やすことができますし、記録や報告の方法（他者にわかりやすく伝わるように）を考えさせることで、論理的思考が養えます。

重要なことは、**なぜ観察するのか、どのような知識を使って看護に必要な情報を判断しているのかを必ず伝える、または発問すること**です。ナイチンゲールの言葉から「観察の重要性」について学びましょう。

「確かな観察がいかに重要であるかについて考えるとき、観察がなんのためであるかを見失ってはならない。それは種々雑多な情報や興味を引く事実をかき集めるためではなく、生命を救い、健康と安楽とを増すためである」[5]。

「すばやい確かな観察という習慣が身についていれば、それだけで私たちが役にたつ看護師になれるというのではないけれど、それがなければ、どんなに献身的であっても私たちは役にたたないと言ってもよいだろう」[6]。

指導者の役目は、**対象をいかに観察するのか、対象のおかれている環境の何を観察することが看護師の役割なのかを教える**ことなのですね。

④「行為後のフェーズ」で振り返り、知識を確認して増やしていく

勤務終了時には必ず、アセスメント、看護診断、勤務で行ったケアについて振り返ります。図Ⅲ-A-8（p.93）のように、糖尿病や糖尿病の食事療法についての詳しい知識を発問できるといいですね。たとえば、「糖質と炭水化物の違いはわかる？」「最近、食品表で糖質０や糖類０と表示する食品があるけど、その違いはわかる？」など、患者指導に活かせるような知識を問うてみるのもひとつです。

そして、図Ⅲ-A-9（p.94）のように、**勤務開始時に作成した関連図に情報を追加していくと、対象の把握が進み、次の勤務帯で必要となる情報がかなり整理できます。**

3）「対象への関心」がもてるような指導方法

（1）「部分的なアセスメントはできても、統合して考えられないタイプ」への指導

①看護過程を使って簡潔に申し送り、アセスメントを統合させる

図Ⅳ-5のような枠組みや領域の関連図に基づいて、アセスメントを申し送りましょう。部分的なアセスメントを関連づけて、そこに看護診断もつけておくと、対象の全体を俯瞰できますし、対象の全体像をストーリーとして理

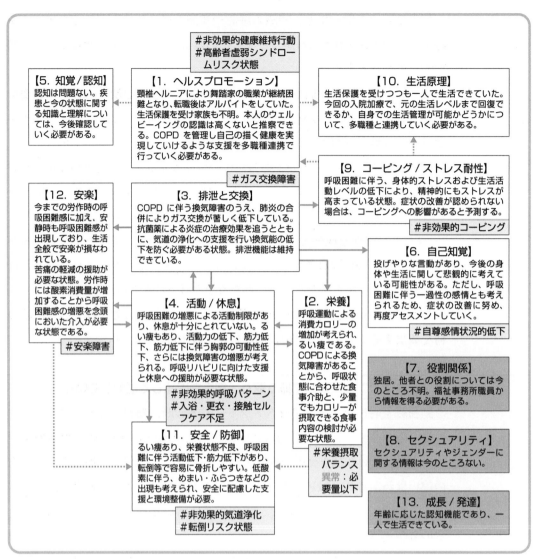

#非効果的健康維持行動
#高齢者虚弱シンドロームリスク状態

【5. 知覚／認知】
認知は問題ない。疾患と今の状態に関する知識と理解については、今後確認していく必要がある。

【1. ヘルスプロモーション】
頸椎ヘルニアにより舞踏家の職業が継続困難となり、転職後はアルバイトをしていた。生活保護を受け家族も不明。本人のウェルビーイングの認識は高くないと推察できる。COPDを管理し自己の描く健康を実現していけるような支援を多職種連携で行っていく必要がある。

【10. 生活原理】
生活保護を受けつつも一人で生活できていた。今回の入院加療で、元の生活レベルまで回復できるか、自身での生活管理が可能かどうかについて、多職種と連携していく必要がある。

【9. コーピング／ストレス耐性】
呼吸困難に伴う、身体的ストレスおよび生活活動レベルの低下により、精神的にもストレスが高まっている状態。症状の改善が認められない場合は、コーピングへの影響があると予測する。
#非効果的コーピング

【12. 安楽】
今までの労作時の呼吸困難感に加え、安静時も呼吸困難感が出現しており、生活全般で安楽が損なわれている。
苦痛の軽減の援助が必要な状態。労作時には酸素消費量が増加することから呼吸困難感の増悪を念頭においた介入が必要な状態である。
#安楽障害

#ガス交換障害

【3. 排泄と交換】
COPDに伴う換気障害のうえ、肺炎の合併によりガス交換が著しく低下している。抗菌薬による炎症の治療効果を追うとともに、気道の浄化への支援を行い換気能の低下を防ぐ必要がある状態。排泄機能は維持できている。

【6. 自己知覚】
投げやりな言動があり、今後の身体や生活に関して悲観的に考えている可能性がある。ただし、呼吸困難に伴う一過性の感情とも考えられるため、症状の改善に努め、再度アセスメントしていく。
#自尊感情状況的低下

【4. 活動／休息】
呼吸困難の増悪による活動制限があり、休息が十分にとれていない。るい痩もあり、活動力の低下、筋力低下、筋力低下に伴う胸郭の可動性低下、さらには換気障害の増悪が考えられる。呼吸リハビリに向けた支援と休息への援助が必要な状態。
#非効果的呼吸パターン
#入浴・更衣・接触セルフケア不足

【2. 栄養】
呼吸運動による消費カロリーの増加が考えられ、るい痩である。COPDによる換気障害があることから、呼吸状態に合わせた食事介助と、少量でもカロリーが摂取できる食事内容の検討が必要な状態。
#栄養摂取バランス異常：必要量以下

【7. 役割関係】
独居。他者との役割については今のところ不明。福祉事務所職員から情報を得る必要がある。

【8. セクシュアリティ】
セクシュアリティやジェンダーに関する情報は今のところない。

【11. 安全／防御】
るい痩あり、栄養状態不良、呼吸困難に伴う活動低下・筋力低下があり、転倒等で容易に骨折しやすい。低酸素に伴う、めまい・ふらつきなどの出現も考えられ、安全に配慮した支援と環境整備が必要。
#非効果的気道浄化
#転倒リスク状態

【13. 成長／発達】
年齢に応じた認知機能であり、一人で生活できている。

●●図Ⅳ-5　アセスメント関連図

解して伝えられるようになります。

　すべての領域を関連づけなくても大丈夫です。対象の状態変化に合わせて、そのとき関連づけられるものを結び、今後関連するかもしれないものを破線で結びます。このような**アセスメント関連図で申し送ることを繰り返すと、自然に看護の視点でのアセスメントができるようになります**。そこから的確な看護診断につながりますし、看護診断の優先度についても理解できるようになります。

　患者の全体像をアセスメント関連図でとらえたうえで、主要なOPと次の勤務帯に引き継ぎたいTPとEPを共有しながら確認します。もちろん、医師の指示などで観察やケアにかかわるようなことは、看護計画に「医師の指示

○月○日を参照」などと記載しておけば、看護過程だけで申し送りができます。

「COPD の患者」という医学診断よりも、こうした看護診断によって、看護の視点でのその人が見えてくると思いませんか？

②カンファレンスや勉強会でアセスメント関連図を作成し、ケースカンファレンスを行う

私は最近、指導方法の研修やシミュレーションのデブリーフィングでは、情報を整理して、枠組みや領域ごとでのアセスメントを行った後に、**アセスメント関連図を作成しながら、必要となる知識や対象の全体をとらえる**ことを学ぶ方法をとっています。

アセスメント関連図を作成しない場合は、第1章の図Ⅰ-2〜5（p.22〜24）を用いて患者の全体像をとらえるようにしています。研修やシミュレーションに参加する方々は、新人ではなく、指導者・管理者レベルの方たちですが、アセスメント関連図を作成して対象の全体像をプレゼンテーションするのはなかなか難しいようです。

(2)「対象との関係性から引き出される現象をとらえられないタイプ」への指導

薄井は、看護の仕事は対象をみつめることだと、次のように伝えています。

「看護という仕事はひとりひとり全部違う人間に、そのとき、そのとき、自分の頭をフルに働かせてかかわる仕事だと思いますから、あまり現象に対応したイメージをもっていると型にはまった対応になるのではないか、看護教育は何よりもまず相手をみつめるナースの頭を状況対応のできる柔軟な頭につくらなければいけないと考えています」[7]。

看護師は、どんなケアを行う場合も、診療の補助を行う場合にも、**対象に起きている現象を解決するだけの対応を行うことが目的ではない**ということだと思います。まずは、対象をみること、起きている現象に対象がどのような反応をしているのか、生活上で困っていることはないのかという心をもち、細心の注意を払って対象の反応をとらえて、その対象にベストな看護師としての対応を柔軟に考えていく。それには、決まりきった答えはないということ、創造的かつ拡散的な思考を使いながら、対象の個別性に合ったケアを創り出していくということなのかもしれません。

ナイチンゲールは看護を「アート」と表現しています。ナイチンゲールの著書を訳した早野は、ナイチンゲールの「アート」については日本語の示す芸術

とは異なると考え、オックスフォード辞書に基づき「「とくに実践を通じて習得された、特定の物事を行うことのスキル（技術）」だと理解することが適切」[8]だと説明しています。この説明を頭においてナイチンゲールの文章を読むと、**看護の実践で身につけたケアを提供するスキル（アート）は、「人」に向けて行うもの**であることがわかります。だからこそ、対象とかかわるすべての時間で、対象と対象が生活する環境から、看護の情報を収集できるように指導しなければならないのです。ナイチンゲールの「アート」とは、病気の人を看護するアートです。

「「病気」ではなく、「病気の人」を看護するということに注目してください」[9]という言葉からも、看護師は「人」を看る役割だということの大切さが伝わってきます。

① 「直接的フェーズ」やケアの後に発問をし、モデルを示す

直接的フェーズや図Ⅲ-A-6（p.91）のように、新人・後輩たちとともに対象とかかわった後に、対象や環境から何を観察したか、それがどうして看護に必要な情報と考えたかを、立ち話でよいので短時間でも振り返ることが重要です（図Ⅲ-A-7（p.92））。

その際、第1章の図Ⅰ-2（p.22）をイメージして発問を考える、対象のアセスメント関連図を念頭に考える、一緒にアセスメント関連図を供覧しながら観察したことを話す、次に対象とかかわるときに観察することを考える、といった時間を1分でも2分でも取ることが大切です。

対象の全体像を常に念頭においてかかわることの重要性を、たとえひとことでも伝えると、対象とのかかわりから引き出される現象に新人・後輩の意識が向くようになります。振り返りでは、新人・後輩への発問ばかりではなく、指導者が観察したこと、指導者のケアの根拠や留意点などについて伝え、**看護師の言動一つひとつを「看護」にしていくことはどのようなことか**を伝えて、新人・後輩が次に少しでも活かせるようにすることです。先達もこのように述べています。

「患者の顔に現われるあらゆる変化、姿勢や態度のあらゆる変化、声の変化のすべてについて、その意味を理解「すべき」なのである。また看護師は、これらのことについて、自分ほどよく理解している者はほかにはいないと確信が持てるようになるまで、これらについて探るべきなのである。間違いを犯すこともあろうが、「そうしている間に」彼女は良い看護師に育っていく」[10]。

「看護を専門にするからには、多くの現象をどのように知覚し、どのように

感じ、どのように考えれば、その人が生きるのを支える行動をとることができるか、と自己の頭脳に問いかけつつ判断できるよう鍛えるほかはないのです」[11]。

　みなさんの職場で起こる現象は無数にあります。そのすべてが教材で、すべてが学びとなります。対象の個別性に関係なくケアを行うのではなく、対象が受ける治療の介助を黙々と遂行するのではなく、**対象に関心をもち、「人」を「人」として見ること・とらえることを教えられるのは、現場しかない**のです。現場にいるみなさんが伝えて、新人・後輩を育んでください。

＊

　AIロボットを臨床現場に導入した施設があるのはご存じですか？　おそらく、近い将来、みなさんとともにAIロボットナースが仕事をするようになるでしょう。先日『AIが書いたAIについての本』という面白そうな書籍を入手しました。そこには以下のように書いてありました。

　「ピノキオのように、AIシステムは特定の目的や目標を念頭に置いて人間によって作成されます。思考、学習、意思決定を行うようにプログラムすることはできますが、人間のように意識や自己認識を持っているわけではありません。AIは私たちと同じように世界を体験することができず、感情、欲求、または人間の経験の複雑さを理解する能力を持っていません」[12]。

　いかがですか？　AIロボットナースにはできない「看護」を教えていかなければ、「看護」のこの先はどうなっていくのでしょうか？　考えてみてください。

　薄井は、看護師にとって大切な訓練について「相手の位置に自分を移し相手の感情に働きかける訓練」[13]と述べています。これは、ヘンダーソンの有名な「皮膚の内側に入る」と同じ意味ではないでしょうか。「患者さんの立場に立ったら、どう感じるかな？」「患者さんの気持ちに働きかけるために、どう対応していこうか」などと、振り返りの場面、カンファレンス、報告時などで話題にしてみてください。

②プロセスレコードを作成し、関係性から生じた現象を自ら見つけさせる

　新人・後輩がうまくできなかった、または、うまくできた場面を取り上げて、「プロセスレコード」を作成してみましょう。患者—看護師関係を振り返ってもらい、それにアドバイスをしていく指導です。プロセスレコードは、多くの方が作成したことがあると思いますが、対象の言動に対して看護師がどのように感じ・考えたか、そして、どのような言動をとったのかを思い出し、客

観的に書き出すという方法です。詳細は「コラム：「プロセスレコード」の研修は指導者にも効果的！」（p.65）をご参照ください。

プロセスレコードを書くことで、そのときは気づかなかった対象の感情や、対象との関係性の築き方などについて、新人・後輩が自ら新たな気づきを得ることができます。決して、ダメ出しをするためのものではない点に留意してください。

この指導で大切なのは、**新人・後輩が自ら学ぶように進める**ことです。「こういうときは普通○○するよね」「こんなときには○○なんて言わないし、聞かないよね」などと、指導者が性急にアドバイスやコメントを入れないでください。じっくりと時間をかけて新人・後輩が再構成し、再構成したことから学びを得るようにします。

もし、場面を思い出せない場合は、「私は、患者さんの表情が少し硬いように感じたよ」「患者さん痛そうにしていたね」「ベッドサイドにお菓子があったよ。家族の写真があったね。犬も写っていたからペットかな？」などと補足して、新人・後輩が、対象と対象がおかれている環境から、「看護に活かす情報」をどのように収集するのか、患者のありのままを受け入れてかかわるとはどういうことかを気づけるように導きます。

再構成した場面を通して、客観的に自己の感情や思考を振り返り、分析することは、新人・後輩の「メタ認知」を育てることにつながります。看護師として対応した経験や知識が乏しい新人・後輩たちは、メタ（上位）から自分を見る余裕がありませんし、たとえ客観的にその場をとらえたとしても、どのように自身の対応を修正していけばよいかといった「メタ認知的コントロー

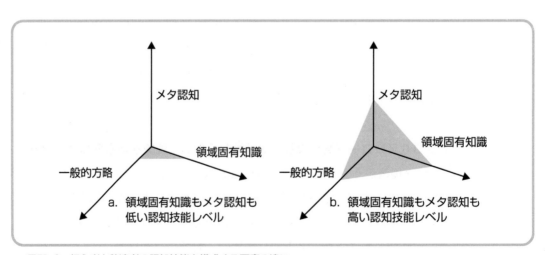

●● 図Ⅳ-6 初心者と熟達者の認知技能を構成する要素の違い

（岡本真彦：熟達化とメタ認知．現代のエスプリ．2008；497：169より）

ル」をうまく働かせることはできないでしょう。メタ認知的コントロールについては「コラム：メタ認知」（p.158）をご参照ください。

　図Ⅳ-6 は、初心者と熟達者の認知技能を構成する要素の違いを明らかにしたものです[14]。**新人・後輩を初心者とすると、経験と知識が豊富な熟練看護師と比べて知識や方略が圧倒的に少ないですし、メタ認知は働いていないようです。**ですから、未熟な新人・後輩の言動について「どうして、○○についても聞かなかったの？　その場でちょっと考えれば、ベッドサイドを離れたらダメだとわかるはずでしょ」なんて思うことは、彼らの能力を考えれば、指導者側が期待しすぎなのではないでしょうか。

　新人・後輩は、タスクを遂行するだけで一生懸命で、その場で客観的に自己を見る（メタ認知）余裕はないのです。プロセスレコードは新人・後輩のメタ認知を強化することにつながりますが、それに加えて道田は、批判的思考の強化にもなると次のように説明しています。

　「批判的思考とメタ認知は研究上も教育上も、かなり重なりがあるということができる。たとえばどちらでも「情報の矛盾や曖昧さに気づくか」という観点から研究が行われている。あるいは、メタ認知を高める教育と銘打たれているが、そのまま批判的思考教育と呼べるものも少なからずある」[15]。そして、日常でちょっとだけクリティカルシンキング（ちょっとクリシン）を行うことをすすめています。下のイラストのように、退室前に少し考えてみる、または、

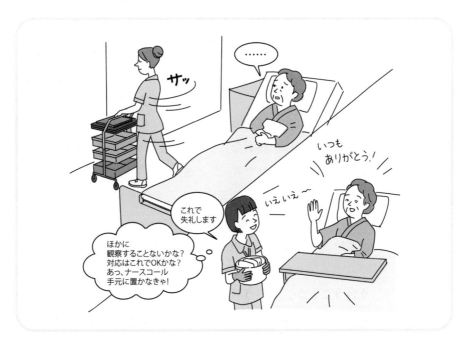

　……

　サッ

　これで
　失礼します

　いつも
　ありがとう！

　いえいえ～

　ほかに
　観察することないかな？
　対応はこれでOKかな？
　あっ、ナースコール
　手元に置かなきゃ！

≫ 退室前のちょっとメタ認知、ちょっとクリシン

何かをしながら、「問題はないか」「ほかに可能性があるか」「もっと情報はないか」考えるということです。日頃から、対象に何らかの対応をした後で、**病室から立ち去る前にちょっとだけ、「自分が観察したこと、行ったことでよかったのかな」と考える習慣をつけさせることも、立派なメタ認知と批判的思考の強化につながる指導**です。これであれば、明日からできそうですね。

　薄井の言葉からプロセスレコードでの指導の意義について確認しましょう。

　「"看護する上で重要な何かが含まれている"と思われた場面を再構成して客観視しながら分析し、その何か、を明確にすることができればその内容は頭脳に保存されて、よく似た状況に出会ったときに"あ、あのときと同じだ"とひらめいて看護する方向を導いてくれるようになるのです」[16]。

　「よい看護を実践する能力を高めるための王道は、ひとりひとりの看護婦が、日常の無意識的な看護行為を意識的にとらえかえして自己評価し、看護の原理にそった展開技術につくりかえる努力を日々重ねることのほかにはないと考えます」[17]。

＊

　ここまで、先達のメッセージを盛り込みながら説明してきました。先達の言葉には力があるからです。日常の多忙さに「看護の心」が見えなくなっている方もいらっしゃるかもしれません。みなさんの心にある「看護の心」に、指導とは何をすることなのかを伝えたかったのです。**人を育てるには、方法論だけではうまくいきません。「看護」とは何かを指導者が見つめ続けること、問い続け、日常の現場で「看護」をきちんと実践することがいちばん重要**だと思っています。

　薄井は、看護の難しさについて、「基本的には人間という存在のむずかしさに起因しています。人間はひとりひとりが個別な存在ですから、人々が生きるありようはすべて個別なものとなります。したがって、看護婦が人々とかかわるときには、個別な"その人"にとって意味のある内容を常に求められるということになるのです」[18]と述べています。

　つまり、対象にとって意味のある看護を提供するには、対象と対象がおかれている環境から、「看護の情報」をいかに収集するかが重要になると私は考えています。薄井は、現象を看護に必要な情報にしていく（情報化）には、2つのポイントがあると述べています[19]。第1のポイントは、**看護するとはどういうことか、という目的意識**です。第2のポイントは、目的意識に沿って取り出された**事実の整理と、きちんとした知識体系の構築**です。そして、そこから**目的意識に照らして人間を見つめること**としています。

この言葉からも、大切なのは、看護の目的だということがわかります。私たちは何のために存在しているのかを見失ってはいけないのです。薄井の第1のポイントとして挙げられた目的を、現場の忙しさで埋もれさせてはいけません。**指導者や管理者が意識して、努力して、看護師たちがこの目的を見失わないようにしながら、新人・後輩たちを育てなければならないのです。**

引用文献

1）フローレンス・ナイチンゲール著，早野 ZITO 真佐子訳：ナイチンゲールと「三重の関心」―病をいやす看護，健康をまもる看護．日本看護協会出版会；2020．p.36-37.
2）前掲1）．p.4.
3）前掲1）．p.12.
4）薄井坦子：何がなぜ看護の情報なのか．日本看護協会出版会；1992．p.50-51.
5）フロレンス・ナイティンゲール著，小玉香津子・尾田葉子訳：看護覚え書き―本当の看護とそうでない看護（新装版）．日本看護協会出版会；2019．p.150.
6）前掲5）．p.134-135.
7）前掲4）．p.50.
8）前掲1）．p.4．欄外
9）前掲1）．p.4.
10）フロレンス・ナイチンゲール著，湯槇ます・薄井坦子・小玉香津子，他訳：看護覚え書―看護であること看護でないこと．改訳第7版．現代社；2011．p.228.
11）前掲4）．p.2.
12）AI，ジェームス・スキナー監修：AIが書いたAIについての本．フローラル出版；2023．p.189.
13）前掲4）．p.62.
14）岡本真彦：熟達化とメタ認知．現代のエスプリ．2008；497：169.
15）道田泰司：メタ認知の働きで批判的思考が深まる．現代のエスプリ．2008；497：59-67.
16）前掲4）．p.109.
17）前掲4）．p.4.
18）前掲4）．p.1-2.
19）前掲4）．p.52.

おわりに

　本書を書き終えて、いま感じることは、人生には無駄なことはひとつもないということです。修士・博士課程を看護学以外の学問で修めた私は、「看護学をきちんと修めたことがないのね」と言われ、傷ついたこともありました。しかし、本書を書き終えて、看護学以外の学問領域を学んだ経験が、私を助けてくれたと感じています。

　現代社会は、グローバル化、AI などの技術革新、人生 100 年時代、少子高齢化、生産年齢人口の減少など、数多くの問題解決が迫られる社会へと変化しています。このような社会を生き抜くためには、学際的な知識をもつことが重要です。

　新人・後輩たちが、社会を、世界を、宇宙を視野に入れて物事を考えられるように、看護学だけでなく、さまざまな分野に興味をもつよう育ててほしいと思います。そのためには、みなさん自身にも、目と心を開いて、他分野に興味を示してもらい、学び続けてほしいと思っています。

　さて、本書を執筆することで私自身が再確認できたことは、看護師はナイチンゲールが言ったように「天職（calling）」だということです。この天職には、①天から授かった職業②その人の天性に最も合った職業、という意味があります (デジタル大辞泉)。

　calling を「使命感」と訳される方もいますが、クリスチャンである私にとっては、使命感では少し弱いかなと思っています。クリスチャンにとって、神の思し召し（天から命ぜられたもの）は、神様が計画したことであり、そむくことはできません。その役目を果たす中でいろいろな苦難があったとしても、最終的には心から充実感が得られ、生涯続けたい、続けるべき仕事と考えます。

　つまり、生きるために必要な、お金を得るだけの職業とは全く異なり、神様から受けている「愛」を力にして、自らを他者のために使う仕事だと考えられます。このことは、ナイチンゲールの次の言葉からも推察できます。

「何かに天職（calling）を感じるとは、どういうことなのでしょう。それは、やらないと誰かに指摘されるからするのではなく、正しく最善であるという崇高な思いを満たすために自分の仕事を行うことではないでしょうか？（中略）高い意識を維持しながら「それこそが自分の天職であり、自分はそのために選ばれたのだという事実を確かなものにする」ためには、どうすればいいのでしょうか。目的と行動を共有する人たちと良い仕事をしていれば、そこには自然に共感（団結心）という絆が生まれます。それを、さらに醸成していくのです」[1]

　この言葉にある通り、「よい仕事（看護）」をする仲間の中で新人・後輩が育てば、必ずよい看護師に育つと思うのです。指導者・管理者が、大きく変化する現代社会を柔軟な頭で受け止めて、自らの果たす役目や組織のあり方について温故知新の精神で見つめ直し、古きを新しく、よいほうへと変えていってもらいたいです。

　さて、AIは私たちの生活にどんどん入ってきています。もちろん、医療の現場にも。AIロボットナースにはできない、「人」にしかできない看護を行える「人」を育てていかなければいけません。『AIが書いたAIについての本』に、AIと人の違いを端的に表している箇所がありますので、紹介します。

　「AIと人間が生きる意味について語り合っていた。その人間は、「人生とは自分の周りの世界を体験し、感情を感じ、他の人々とつながることだ」と言いました。AIは少し考えた後、「あなたの言っていることは理解できますが、私にとって人生とは、データを処理し、パターンを見つけ、論理的な決定を下すことです」と答えました。人間は笑って言った。「じゃ、お互いのプログラミングが違うのですね」[2]

　そうです、プログラミングが全く異なるのです。対象が人であり、その人の生活を支える看護とは、データやパターンで処理するものではありません。業務に翻弄されるのではなく、「人」を「人」としてとらえて、手と心を差し出せる看護師を育ててもらいたいのです。ナイチンゲールは、未来の希望として次のように述べています。

「どうか、看護師一人ひとりが互いに支え合う慈悲に満ちた集団の中で、自分の持ち場をしっかりと守っていけますように。この高い望みが裏切られることは絶対にないと私は信じます」[3]

　また、薄井は未来の看護師たちへの期待を次のように述べています。

「ナースたちが自己の頭脳の働きを信じて、その人のそのときの感情を察しつつ、その人が持てる力に気づいてしっかりと生きていけるよう支える日々の実践のなかで、何が、なぜ、看護の情報なのかを自らつかみとってくださることを期待します」[4]

　これら先達がわれわれに託したものを、今一度、胸に刻みたいと思います。

　本書を、愛する家族と亡き福沢周亮先生に捧げます。また、根気強く諦めずに待ってくださった編集者と、どんなときでも助けてくれた冷水育先生に、この場を借りて感謝を申し上げます。

　そして、読者のみなさま、読んでいただきありがとうございました。

2023 年 10 月　阿部幸恵

引用文献
1）フローレンス・ナイチンゲール著，早野 ZITO 真佐子訳：ナイチンゲールと「三重の関心」—病をいやす看護，健康をまもる看護．日本看護協会出版会；2020．p.30-31.
2）AI，ジェームス・スキナー監修：AI が書いた AI についての本．フローラル出版；2023．p.95.
3）前掲1）．p.48.
4）薄井坦子：何がなぜ看護の情報なのか．日本看護協会出版会；1992．p.120.

索 引

著者略歴

阿部幸恵（あべゆきえ）　編集・執筆

東京医科大学医学部看護学科／大学病院シミュレーションセンター 教授

防衛医科大学高等看護学院卒業。循環器、救命救急、高齢者施設、保育園
で臨床を経験。1997 年からの 9 年間は大学および大学院に在籍し、小学校
教員免許、児童学博士号を取得。2006 年以降、全医療者・医療系学生対象
のシミュレーション教育に携わる。2011 年琉球大学医学部附属病院地域医
療教育開発講座准教授、2012 年同講座教授およびおきなわクリニカルシ
ミュレーションセンター副センター長、2014 年東京医科大学病院シミュ
レーションセンターセンター長を経て、2017 年より現職。

冷水育（ひやみずいく）　執筆（第 3 章・症例 B, C）

東京医科大学病院看護師／シミュレーションセンター 助教

東京医療保健大学大学院高度実践看護コース修了。2012 年日本 NP 協議会
（現、日本 NP 教育大学院協議会）資格認定試験合格。2021 年東京医科大
学社会人大学院修了（医学博士）。現在、東京医科大学病院シミュレーショ
ンセンターに勤務。

新人・後輩のアセスメント力を育む指導
看護師の思考を刺激するOJT

2023 年 12 月 1 日　第 1 版第 1 刷発行　　　　　　　　　　　〈検印省略〉

編　　著 ▪ 阿部幸恵
発　　行 ▪ 株式会社 日本看護協会出版会
　　　　　〒150-0001 東京都渋谷区神宮前 5-8-2　日本看護協会ビル 4 階
　　　　　〈注文・問合せ／書店窓口〉TEL / 0436-23-3271　FAX / 0436-23-3272
　　　　　〈編集〉TEL / 03-5319-7171
　　　　　https://www.jnapc.co.jp

装丁・デザイン ▪ paper stone
イラスト ▪ 関根庸子
印　　刷 ▪ 株式会社 教文堂

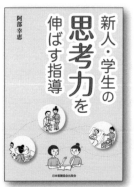
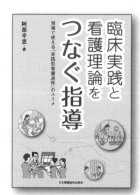
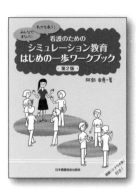
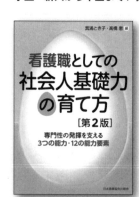
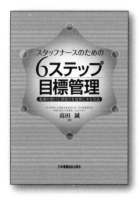
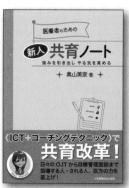